W0245568

Am Anfang war die Angst ...
Vor dem neuen Anfang
War die Verzweiflung
Über das Weglaufen von der Angst ...

GYAN ANILA

Zu dick!

LEBEN OHNE BULIMIE

Die Suche hinter der Sucht

Inhalt

Eine Geschichte über Leere und Fülle

Es ist vorbei.

Die Bulimie hat sich aus meinem Leben verabschiedet. Endlich passierte der Sprung hinein ins Unbekannte. Die Leere, die mich dort empfing und vor der ich immer weggelaufen bin, verlor in dem Moment, da ich mich ihr öffnete ihre Bedrohlichkeit, und wandelt sich nun immer mehr zu einer unerwarteten Fülle, die mir eigentlich das gibt, nach dem ich mich immer gesehnt habe. Das Leben wird zu einem Abenteuer, einer Reise voller interessanter Herausforderungen.

Vierundzwanzig Jahre haben mich Bulimie und Magersucht fast durchgängig begleitet. Und beinahe die ganze Zeit über erbrach ich mich, teilweise bis zu dreißig Mal am Tag. Manchmal war mein Untergewicht grenzwertig und mein Gesundheitszustand Besorgnis erregend. Ich war oft nahe daran aufzugeben und dachte an Selbstmord, aber dazu war ich zu feige. Und gleichzeitig gab es immer dieses Vertrauen in mir, das wusste, dass eine Wandlung passieren würde und das Leben etwas anderes mit mir vorhatte, als mich irgendwann kniend vor einer Toilette beim Kotzen sterben zu lassen. Aber selbst das wäre mir lieber gewesen, als meinen Unmut nicht auszudrücken. Meine Widerstände waren wichtig. Sie haben mich mir selbst nähergebracht. Die Bulimie war mir auf meinem Weg über viele Jahre eine treue Begleiterin.

Mit Dankbarkeit schaue ich auf die vielen Lektionen zurück, die sie mich gelehrt hat. Heute brauche ich das Essen nicht mehr, um mich zu erfahren oder auszudrücken. Ich bin sehr dankbar, nun mit Genuss essen zu können und die Fähigkeit zu haben, dann aufzuhören, wenn ich genug habe. Die quälenden Gedanken ans Essen sind vollständig verschwunden und mich zu erbrechen schiene mir völlig absurd.

Irgendwann begann ich zu verstehen, dass es nicht darum ging gegen die Sucht anzukämpfen, sondern sie als einen abgespaltenen Teil von mir selbst zu sehen, der integriert werden möchte. So oft hatte ich versucht, mich mit Disziplin und Willenskraft aus meinem Suchtkreislauf zu befreien. Doch jeder gescheiterte Versuch drückte mich noch tiefer hinein.

Erst als ich den Mut aufbrachte mir selbst zu begegnen, mich mit meinem Alleinsein zu konfrontieren und allem in die Augen zu sehen, was auftauchte: meinen Ängsten und Schmerzen, dem Gefühl des Verlassenseins, der Existenzangst, der Furcht davor, in der Unendlichkeit verloren zu gehen oder isoliert zu sein – so verschwand die Bulimie allmählich wie von selbst. Mit dem wachsenden Mut, allem ungefiltert in die Augen zu sehen, kamen tiefe Prozesse in Gang: Tränen flossen, alles schien zusammenzubrechen, Desorientierung kam auf. Aber dann war da die Gewissheit, allem gewachsen zu sein. Meine Fähigkeit, mich dem Jetzt mit vollem Vertrauen hinzugeben, wuchs und ich entdeckte diesen Platz in mir, an dem mich nichts von all dem berühren kann, was im Außen geschieht. Hier ist immer Frieden, Stille, Kraft, Verbundenheit, Vertrauen, Gewissheit.

Hier ist meine wirkliche Freiheit, meine Unabhängigkeit von allem, wo das dringende Verlangen, von außen genährt zu werden, verschwindet.

Ich genieße die Schönheiten des Lebens mehr als je zuvor und liebe es aus dem Vollen zu schöpfen, aber wenn die Dürrezeit kommt, wird auch sie begrüßt. Alles zu seiner Zeit, und zu allem ist ein gewisser Abstand gewachsen. Es gibt noch immer Schmerz in meinem Leben, aber er kann mich nicht mehr erschrecken. In mir existieren nach wie vor Negativität und Destruktivität, aber die Identifikation damit ist weniger geworden und es gelingt mir immer öfter, meine Muster zu erkennen, aus ihnen auszusteigen und in mein Zentrum zurückzukehren, in dem immer Frieden ist.

Im Grunde genommen ist die Vergangenheit nicht mehr wichtig. Dennoch möchte ich euch meine Geschichte erzählen, weil ich glaube, dass es eine meiner Aufgaben in diesem Leben ist, Erkenntnisse und Erfahrungen zu teilen. Es gibt so viele Menschen, die unter Essstörungen und Süchten leiden, und so viel Hilflosigkeit im Umgang damit. Die Wege, die ich beschritten habe, sind zum Teil etwas ungewöhnlich und auch nicht zur Nachahmung gedacht, aber was ich dabei gelernt habe, habe ich wirklich aus mir heraus begriffen. Jeder muss seine eigenen Erfahrungen machen und niemand kann einem dabei den Schmerz abnehmen. Man muss durch die Dunkelheit allein gehen, aber kommt dann immer wieder an Punkte, wo die Erkenntnisse anderer eine hilfreiche Unterstützung sind: Man versteht plötzlich, was der andere gemeint hat und dass man auf der richtigen Fährte ist.

Ich bin dankbar für die vielen Therapeuten, die meinen Weg kreuzten, ihre Hilfe war sehr wichtig. Die endgültige Befreiung von der Bulimie wurde durch die Begegnung mit zwei erwachten Meistern möglich, Osho und Tyohar. Sie brachten mich in Kontakt mit dem Platz in mir, an dem ich eins bin mit der Existenz und – wo der Hunger aufhört.

Wo hat alles angefangen?

Eigentlich gibt es keinen wirklichen Ursprung. Es begann nicht mit mir, sondern war ein Erbe meiner Eltern, die wiederum alles von ihren Eltern übernommen hatten. Aber so weit will ich nicht zurückgehen. Ich beginne mit meinem Anfang als Mensch auf der Erde, als die Eizelle meiner Mutter bereits vom Samen meines Vaters befruchtet war.

Meine Mutter war mit ihrer vierten Schwangerschaft an einem Punkt angelangt, wo ihr die Bürde, die sie trug, über den Kopf wuchs. Sie hatte alles nicht so gewollt wie es nun war, aber das Leben schien ihr keine Möglichkeit zu bieten, einen anderen Kurs einzuschlagen. Ihr Mann war brutal, unberechenbar und er betrog sie. Aber er gab ihr die materielle Sicherheit, nach der sie sich so sehr sehnte.

Als Kind musste sie während des Krieges mit ihrer Mutter und zehn Geschwistern aus Schlesien flüchten. Sie hatten ihr Zuhause und alles, was sie besaßen, verloren, wurden Zeuge brutalster Grausamkeiten und mussten in einer Notunterbringung im fremden Oberfranken ums Nötigste betteln. Aus dieser Erfahrung heraus wuchs ein so starkes Bedürfnis nach einem Zuhause und Sicherheit, dass sie bereit war, vieles dafür in Kauf zu nehmen. So nahm sie diesen Mann in Kauf, der sie schlug, vergewaltigte und sie als sein Eigentum betrachtete. Und mit jedem Kind, das sie gebar, wurden die Fesseln, die sie an ihn ketteten, stärker.

Sie hatte bereits drei Jungs das Leben geschenkt, als sie wieder schwanger wurde. Gerade hatten meine Eltern Oberfranken verlassen, da mein Vater in einem kleinen schwäbischen Dorf eine Anstellung als Meister in einem Kleinbetrieb gefunden hatte. Und sie hatten begonnen, sich einen Traum zu verwirklichen, den vom Eigenheim. Sie sparten eisern, arbeiteten Tag und Nacht. Es war ein Novembertag im Jahr 1964, es war kalt und neblig, nehme ich an, denn das Frieren und der Nebel wichen fortan nie von meiner Seite. Als ich in einem sterilen Krankenhaus das Neonlicht der Welt erblickte, waren meine Eltern nicht wenig erstaunt, denn wider Erwarten war ich ein Mädchen geworden. Eigentlich sollte ich Tommy heißen, doch nun mussten sie umdenken und noch schnell einen passenden Namen für mich finden. Meine Mutter war verunsichert über mein Auftauchen und den Verlust ihrer weiblichen Monopolstellung in der Familie. Aber eines wusste sie trotz ihren ambivalenten Gefühlen: Dieses kleine Mädchen, das sie neun Monate in sich getragen hatte und das ihr nun anvertraut war, würde nicht so schwach sein wie sie selbst. Die Kleine würde für ihre Freiheit und Würde kämpfen. Also nannte sie mich mit erstem Namen Birgit, „die Erhabene", und mit zweitem Andrea, „die Kämpferische". Ihr Mann war verzückt von der Kleinen, was sie als Ehefrau wiederum mit einer Mischung aus Eifersucht und Erleichterung aufnahm. Sie hatte weibliche Konkurrenz bekommen, aber gleichzeitig auch jemanden, der ihr die Last abnahm, Objekt der Besitzgier ihres Mannes zu sein. Es hatte sich für sie ein kleiner Freiraum aufgetan. Mein Vater, der sich nichts sehnlicher als eine kleine Tochter gewünscht hatte, war glücklich über meine Ankunft, zog mich fest an sich und verkündete, dass ich sein Liebling sei. Durch meine Sonderstellung zog ich den Neid der anderen auf mich, gleichzeitig waren alle fasziniert und neugierig auf das kleine Mädchen.

In mir entstanden Verwirrung und Schuldgefühle meiner Mutter und den Brüdern gegenüber und ich nahm unter ihnen eine Stellung ein, die man als Sündenbock bezeichnen könnte. Gleichzeitig fühlte ich mich aber auch als etwas Besonderes.

Papa hatte genaue Vorstellungen davon, wie sein Liebling zu sein hatte, und ich wäre so gerne das süße, zarte und harmlose kleine Mädchen gewesen, das sich mein Vater wünschte. Aber ich war voller Kraft, robust, eigensinnig und willensstark und auf eine unschuldige Art sehr sinnlich. Ich schämte mich dafür und glaubte, dass etwas an mir falsch sei, kam mir zu massiv vor, fand mich und meinen Körper klobig und abstoßend und hatte schon als kleines Kind das Gefühl zu dick zu sein, obwohl ich ein dünnes Mädchen war. Gleichzeitig war ich wütend darüber, nicht so geliebt zu werden, wie ich war. Ich war voller Aggressionen, aber da es zum Verhalten eines braven Mädchen nicht passte, entwickelte ich viele Ticks und Überempfindlichkeiten, die mich zickig erscheinen ließen.

Trotz allem vergötterte ich meinen Papa. Er war humorvoll, spendabel, gut aussehend und intelligent. In seiner Firma und der Nachbarschaft war er sehr beliebt, vor allem seiner Hilfsbereitschaft wegen. Aber wenn er nach Hause kam, war er oft schlecht gelaunt und konnte sich in einen aufbrausenden Choleriker verwandeln. Wir Kinder wussten, dass wir dann keine Fehler machen durften, um ihn nicht noch zusätzlich zu reizen. Trotz unserer Vorsicht kam das Fass häufig zum Überlaufen und er verwandelte sich in ein brutales Monster. Er machte mir Angst und seine Unberechenbarkeit verwirrte mich; aber ich brauchte ihn.

Meine Mutter war emotional abwesend, ich spürte ihre Kälte mir gegenüber und eine starke Ablehnung. Für meine Brüder war ich das verwöhnte kleine Huhn, so nannten sie mich, das vom Papa alles bekam, was ihnen selbst vorenthalten wurde. Zwar spielten die beiden jüngeren auch mit mir und wir hatten uns dann richtig gern, aber wenn der älteste dabei war, der Boss unter den Kindern und wahrscheinlich derjenige, der den größten Mangel an väterlicher Liebe hatte, dann wurden sie zu seinen Anhängern. Und wenn sich dann eine Möglichkeit bot, ließen sie ihrer Wut auf mich freien Lauf, quälten und schlugen mich. Ich hatte Angst vor ihnen, besonders vor dem ältesten, und der Einzige, der mich vor ihnen schützte, war mein Vater.

Er wurde sehr böse, wenn mir jemand etwas antat, und bestrafte meine Brüder gnadenlos. Wenn er brutal wurde, schlug er hemmungslos auf sein Opfer ein. Alle hatten Angst davor. Wenn seine Wut ganz schlimm wurde, dann benutzte er einen Lederriemen, den man sich selbst holen musste.

Damit schlug er auf den Hintern, oft sogar auf den nackten. Die Zeremonie war grausam und die Angst davor, selbst an die Reihe zu kommen, lähmte mich. Bis heute bekomme ich beklemmende Gefühle, wenn ich einen Gürtel sehe. Es war mir nicht wohl in der Rolle, sein Liebling zu sein, doch gleichzeitig klammerte ich mich an den einzigen Schutz, den ich hatte, und nach wie vor liebte ich ihn und fühlte mich eindeutig ihm zugehörig.

Anfangs schlug er mich nicht so brutal wie meine Brüder. Aber wenn er es tat, fühlte ich mich verraten und verlassen und jedes Mal nahm ich mir vor, ihm nie mehr zu verzeihen. Aber die Wolken meiner Wut zogen wieder vorüber, außerdem brauchte ich ihn und er mich.

Heute glaube ich, dass er mich teilweise auch deshalb schlug, um sich von seinen starken Gefühlen mir gegenüber zu distanzieren. Ich war ihm wahrscheinlich nähergekommen als sonst irgendein Mensch, mit Ausnahme seiner Mutter. Er wollte mich auf der einen Seite ganz für sich und forderte Bekenntnisse, dass ich niemanden anderen als ihn liebe. Doch gleichzeitig hatte er wahrscheinlich Angst vor unserer Intimität und vor seinen Gefühlen für mich, ich nehme an, auch vor seinen sexuellen, die unterschwellig stark präsent waren. Er hielt sie so gut er konnte in Schach, und obwohl er ein Meister der Selbstkontrolle war, spürte ich doch, dass da etwas unter der Oberfläche brodelte. Was ich da wahrnahm, widerte mich an, es fehlte darin jegliche Unschuld und hatte etwas Perverses. Je älter ich wurde, desto weiter distanzierte er sich von mir und ich mich von ihm. Als ich schließlich körperlich zur Frau wurde und meinen ersten

Freund hatte, schlug er mich ein letztes Mal so sehr, dass ich glaubte, er würde mich umbringen. Dann brach er den Kontakt ganz ab und ich war frei von seinem äußerlichen Einfluss auf mein Leben.

Bei mir entwickelte sich schon sehr früh Verwirrung über meine Sexualität und Schuldgefühle über meine Anziehung auf Männer. Ich erkannte meine sexuelle Macht, aber auch die Gefahren, die damit einhergingen.

Meine Mutter war trotz ihrer Anwesenheit nie richtig greifbar. Sie umgab eine Aura von Selbstmitleid und ich dachte, dass es meine Schuld war, da mich mein Vater ihr vorzog. Ihr Schmerz tat mir weh und ich versuchte sie zu retten und glücklich zu machen in der Hoffnung, dass sie mich dann endlich lieben würde. Aber meine Versuche sie aufzuheitern schienen von einem unendlichen schwarzen Loch aufgesogen zu werden und sie gab mir zu verstehen, dass sie mich für eine kleine verwöhnte Prinzessin hielt, die einen Pakt mit dem Bösen, meinem Vater geschlossen hatte. Ich verstand nicht, warum sie sich all die Demütigungen von ihm antun ließ. Erst sehr viel später wurde mir klar, dass sie auf eine Art gerne litt. Ich glaube, ihr verschaffte es am Ende Genugtuung, das Opfer zu sein und in ihm einen Täter gefunden zu haben. So hatte sie jemanden, der schuld an ihrem Elend war, konnte der Verantwortung aus dem Weg gehen, in sich selbst nach der Ursache zu suchen.

Immer wieder erzählte sie, dass sie wegen uns Kindern bei meinem Vater bleiben musste und bei jeder Schwangerschaft versucht hatte, uns mit heißen Bädern, Herumhüpfen und vaginalen Einläufen abzutreiben. Da nach mir die Anti-Baby-

Pille auf dem Markt war, wartete ich vergebens auf ein kleines Schwesterchen. Meiner Mutter fehlte jegliche mütterliche Wärme und Fürsorge. Alles, was sie tat, schien sie aus einem Pflichtgefühl heraus zu machen, ohne innere Beteiligung. Die Schulbrote, die sie mir schmierte, waren ein Symbol dafür. Zwischen zwei Brocken Brot stopfte sie ein paar Stücke harte Butter und wickelte sie in altes Papier. Ich schämte mich dafür, solche unförmigen Dinger aus diesem alten Papier auszupacken, denn die anderen Kinder hatten wundervolle Schulbrote. Oft hatte ich auch gar kein Schulbrot, und wenn ich Glück hatte, bekam ich von einer Schulkameradin eines dieser liebevoll mit Leberwurst oder Salami belegten, in Butterbrotpapier eingewickelten Brote. Dann fühlte ich mich wie eine Bettlerin, was sehr schmerzhaft war.

Auf der anderen Seite liebte es meine Mutter zu kochen, und Kochbücher waren die einzigen Bücher, die ich sie jemals lesen sah. Sie war eine gute und leidenschaftliche Köchin, verdarb sich ihren Brei aber dadurch, dass sie Reste ins frisch Gekochte mischte. Der Mangel in ihrer Kindheit hatte sie geprägt und sie brachte es einfach nicht übers Herz, etwas wegzuwerfen. Dennoch mochte ich ihr Essen als Kind gerne und ich lobte sie dafür in der Hoffnung, sie glücklich zu machen.

Das gemeinsame Essen am Familientisch war mir ein Graus. Es herrschte große Anspannung, jeder hatte Angst davor etwas falsch zu machen und damit einen Wutausbruch meines Vaters auszulösen. Als ich später schon zur Schule ging, war ich froh, wenn ich erst später heimkam und alleine essen konnte. Das war entspannter aber auch einsam. Dann wünschte ich mir insgeheim, meine Mutter würde sich zu mir setzen und mich fragen, wie denn mein Schultag gewesen sei. Stattdessen machte sie schlecht gelaunt den Abwasch und blieb unerreichbar. Meine Wut auf sie wuchs und ich begann auch ihr Essen zu hassen.

Später, in meinen Essanfällen, spielte ich oft die Situation am Mittagstisch in veränderter Version nach. Dann kochte ich mir etwas, setzte mich an den Tisch, stellte mir vor, eine zufriedene und beleibte mütterliche Frau würde mir das Essen auftischen, sich zu mir setzen und mir zuhören, während ich aß. Dann erbrach ich mich, füllte den Teller erneut und spielte dasselbe weiter. So ging das oft über Stunden, wobei mich die Vorstellung von mütterlicher Zuwendung wärmte und mir das Gefühl von Schutz und Geborgenheit gab. Zu Hause trug meine Mutter immer eine hässliche Schürze und sah damit wie ein Aschenputtel aus. Sie schämte sich für ihren Körper und fühlte sich zu dick, vor allem wegen ihres Bauches. Sie aß wenig, zumindest am Tisch, zählte dabei immer die Kalorien und nahm trotzdem nicht ab. Sie begründete das mit ihrem Alter und den vielen Geburten. Ich kam erst viel später dahinter, dass sie heimlich aß und auch gerne ein Schlückchen trank. Mein Vater bestätigte ihr die Abscheu gegen sich selbst und befahl ihr, die Badezimmertür abzuschließen, wenn sie sich wusch, damit niemand diesen abstoßenden Körper sehen musste. Es war seine Taktik, meine Mutter an sich zu binden, indem er ihr suggerierte, dass sie mit ihrem Aussehen nie einen anderen Mann finden würde. Er kompensierte sein eigenes Minderwertigkeitsgefühl und seine Angst davor, verlassen zu werden.

Natürlich durchschaute ich vieles nicht, was sich zwischen meinen Eltern abspielte. Und so fasste ich einige unbewusste Entschlüsse, die meiner damaligen Logik entsprachen: Ich würde nie dick werden und mich niemals von einem Mann dominieren lassen oder finanziell von ihm abhängig sein. Außerdem war mir schon früh klar, dass ich nicht heiraten und auf keinen Fall Kinder kriegen würde.

Je tiefer ich später in meine Geschichte eintauchte, desto klarer wurde mir, dass ich trotz allem die Muster meiner Mutter übernommen hatte und dass ich, indem ich das Gegenteil mache, noch lange nicht frei davon bin. Erst als ich begann zu akzeptieren, wie ähnlich ich ihr bin, konnte Heilung passieren.

Was ich an meiner Mutter immer sehr schätzte, war ihre unvoreingenommene Art Unkonventionellem gegenüber. Sie hatte keine vorgefertigte Meinung und akzeptierte jeden. Außerdem steckte in ihr eine temperamentvolle Frau, die gerne tanzte, feierte und dabei ganze Tische unterhielt. Wie es zur guten schlesischen Tradition gehörte, wurde sie dabei recht hemmungslos. Sie liebte es auszugehen. Dann verschwand sie für Stunden im Badezimmer und zauberte aus dem Aschenputtel eine Prinzessin, die auf hohen Absätzen daherstöckelte und nach Parfüm roch.

Eine Begegnung der dritten Art

Sie blickte auf die Gestalt, die schräg gegenüber auf der anderen Straßenseite lief. Gedemütigt ging diese aufgeblähte Schwabbelmasse ihren alltäglichen Gang, um die Besorgungen für den Haushalt zu machen. Fest entschlossen, ihr niemals ähnlich zu werden, fasste sie sich an den Brustkorb und stellte beruhigt fest, dass ihre Rippen deutlich zu spüren waren, ebenso die Hüftknochen. Das war der Beweis, dass sie ihr nicht glich – diesem Wesen, das sie so verabscheute.

Der Tag ging vorüber, geprägt durch die Bemühungen um einen dünnen Körper. Sie musste ihn in Schach halten. Ruhelos im Kampf gegen die Kalorien, arbeitete sie hart und trieb maßlos Sport. Es war ein gnadenloser Kampf, der ihr keinen Spaß bereitete, aber sie durfte nicht ruhen. Und sie musste möglichst wenig essen. Denn Essen war Gift. Es würde sie fett und aufgedunsen machen. Sie war bereit, für immer zu verzichten! Nur ihre Gedanken ließen ihr keine Ruhe, sosehr sie sich auch bemühte. Gedanken an dieses verdammte Essen beherrschten ihre Tage und selbst ihre Träume wurden davon überschattet. Schließlich besiegte der Hunger dann doch immer wieder den Willen, ewig zu verzichten. Dann stopfte sie Unmengen von Essen in sich hinein, holte all die Entsagungen nach, bis sie zum Platzen voll war. Unter Schmerzen schleppte sie sich zur Toilette und übergab sich unter schwerster Anstrengung, bis nichts mehr von der Speise in ihr übrig blieb. Dann war sie wieder leer und angstfrei.

Dieser Tag war ganz normal verlaufen, wie viele Tage, Wochen, Monate und Jahre zuvor. Am Abend ging sie ins Theater, setzte sich wie gewohnt in die erste Reihe, damit sie näher am Ge-

schehen war. Die Vorstellung begann. Diese bekannte Traurigkeit stieg in ihr hoch, als sie wieder brennende Sehnsucht verspürte, sich auch allen zu zeigen. Am liebsten hätte sie sich augenblicklich zu den Schauspielern auf die Bühne gesellt.

In solchen Momenten wurde ihr die Schmerzlichkeit ihres Schattendaseins bewusst.

Eine wunderschöne Schauspielerin betrat die Bühne und verbreitete etwas unglaublich Faszinierendes, dass es der Zuschauerin schien, als wäre durch diese Frau ein Licht auf die Bühne gekommen. Sie konnte ihren Blick nicht mehr abwenden, starrte wie gebannt auf dieses Wesen, das da vor ihr stand, einem Baum gleich, der tief in der Erde mit seinen Wurzeln verankert ist und in voller Blüte steht. Es schien fast so, als würde auch ein lieblicher Duft verströmt.

Zum ersten Mal in ihrem Leben war sie fasziniert von einer Frau, ihrer Weiblichkeit, der Würde und Kraft, die sie ausstrahlte. Noch nie hatte der Anblick eines Menschen sie dermaßen gefesselt. Der Körper der Schauspielerin wirkte voller Kraft und dennoch weich und geschmeidig, mit weiblichen Rundungen, die die Betrachterin zu ihrem eigenen Erstaunen wunderschön fand. Das Gesicht, das von langen Haaren umgeben war, sah klar und entspannt aus. Aus den Augen blickte Entschlossenheit. Die Stimme war kräftig, aber nicht hart, hatte etwas Warmes und Freundliches. Und es schien für diese Frau nichts Selbstverständlicheres zu geben, als genau so zu sein, wie sie war. Der gebannten Zuschauerin kam der Ausdruck Göttin in den Sinn.

Die Begegnung wirkte in ihr wie eine Spritze Heroin, die durch das Blut in ihren Körper schoss. Es erwachte in ihr die Hoffnung, dass es zwischen dem, was sie nicht sein wollte, und dem, was sie *war, noch etwas anderes gab. Es war eine erste Ahnung von der Existenz eines Lebens, das sie bejahen konnte, und die Hoffnung darauf, nicht mehr fliehen zu müssen – vor sich selbst und vor allem davor, eine Frau zu sein.*

Als sie nach Hause kam, zog sie ihre Kleider aus und betrachtete sich nackt im Spiegel. Wie jämmerlich sie doch aussah, halb verhungert, wie ein kleines Mädchen, das um Hilfe flehte. War sie denn anders geschaffen als die Frau, die sie im Theater gesehen hatte, oder trug sie die gleiche weibliche Kraft in sich?

Einen Schimmer Weiblichkeit besaß ihr Spiegelbild schon, die Brüste hatten etwas davon und die Körperform war trotz der fehlenden Fülle eindeutig weiblich. Doch von Kraft war hier nichts zu sehen, sie sah schwächlich aus. Aber sie wusste, wie stark sie eigentlich war. Leider benutzte sie ihre Stärke ausschließlich für den Kampf, dünn zu bleiben, klein und kraftlos. Ihre ganze Energie hatte sie bisher gegen niemanden anderen als gegen sich selbst gerichtet.

Voller Schmerz erkannte sie, dass sie kein Rebell war, der sich gegen die Unterdrückung der Frau wehrte. Nein! Mit ihrem kindlichen Unschuldsleib verkörperte sie diese Frauenfeindlichkeit geradezu. Sie hatte diese Werte verinnerlicht, die sagen: Der weibliche Körper gehört dem Mann, dem Pascha, der sich an der Frau befriedigen und in ihr austoben darf. Die Frau hat kein Recht auf Eigenständigkeit und Genuss am eigenen Leben. Nur weil sie an diese Werte glaubte, musste sie sich im Kampf um ihre Freiheit gegen sie wehren, indem sie sich ihrer Körperlichkeit als Frau entzog.

Eigenartig erschienen ihr plötzlich die selbst auferlegten Quälereien, der ganze Sport, den sie ohne jegliche Freude machte. Das Zählen von Kalorien und all die Entsagungen kamen ihr plötzlich entsetzlich dumm vor. Der einzige Moment, in dem sie die Kontrolle fallen ließ und sich lebendig fühlte, war in ihren heimlichen Essanfällen. Wie dumm war doch ihre Überheblichkeit der Mutter und anderen Frauen gegenüber.

Am nächsten Morgen zog sie nicht mehr die engen Hosen an, mit denen sie voller Stolz ihren abgemagerten Körper zur Schau stellte und die sie ständig mahnten, noch dünner werden zu müssen. Sie kleidete sich mit einem weiten Rock, denn sie war fest entschlossen, sich Platz zu nehmen und sich selbst wachsen zu lassen. Auch das beschämende Gefühl in der Frauenkleidung war gewichen. Ihr war aufgegangen, dass es einen Weg zu einem erfüllten, würdevollen Leben gab, anders als das ihrer Mutter. Sie brauchte etwas, dass sie bejahen konnte und das für sie erreichbar war. Durch die Begegnung im Theater hatte sie eine Ahnung bekommen, wonach sie suchte, und in den Momenten vor dem Spiegel begriffen, dass sie sich bedingungslos annehmen musste, um in Verbindung mit dieser Kraft zu kommen, die sie bei der Schauspielerin so fasziniert hatte.

Mit viel Mut, Liebe, Geduld und Demut gelang es ihr Schritt für Schritt, sich ihrem eigenen Wesen zu nähern. Und indem sie sich selbst zu lieben lernte, fand sie auch die Liebe und Achtung für ihre Mutter; so wurde sie die Fesseln los, die sie an deren Schicksal ketteten.

Zu Hause fühlte ich mich nie richtig wohl. Da meine Mutter sich kaum um mich kümmerte und mein Vater den ganzen Tag arbeiten war, fand ich oft Gelegenheit, meiner Familie zu entschlüpfen. Ich hatte eine enge Beziehung zur Natur und liebte es, hier zu spielen. Ich verbrachte viel Zeit in den weiten Wiesen, Feldern und Wäldern, die gleich hinter unserem Haus begannen, und kannte jede Pflanze mit ihrem Namen, wusste immer, wo gerade die besten Äpfel oder Mirabellen reif waren, und liebte den Geruch von frisch gemähtem Gras. Wir hatten einen wundervollen Garten, aus dem ich fast das ganze Jahr über die tollsten Gemüse und Früchte direkt in den Mund pflücken konnte. Dadurch entwickelte ich einen engen Bezug zu frischer Nahrung, wofür ich heute sehr dankbar bin.

In der Neubausiedlung, in der ich aufwuchs, gab es viele Kinder zum Spielen und es gab Petra, meine beste Freundin, mit der ich alles besprach und viele Phasen gemeinsam durchlebte. Dummerweise war ihre Mutter eine enge Freundin meines Vaters, er besuchte sie regelmäßig auf ein Schwätzchen. Meine Mutter behauptete, dass die beiden eine Affäre hätten, und war eifersüchtig auf „die Frau mit dem großen Busen". Die Mutter meiner Freundin wiederum zog über meine Mutter her, und ich fühlte mich als Spielball der beiden.

Petra war die Einzige, bei der ich mein Herz über die Brutalitäten meines Vaters ausschütten konnte. Aber wenn sie davon ihrer Mutter erzählte, wurde ich als Lügnerin bezeichnet, da sie ja nur die Sonnenseite meines Vaters kannte, mit der er sich gerne in der Öffentlichkeit zeigte. In ihren Augen war ich eh als Tochter meiner Mutter zur Lügnerin prädestiniert. Am Ende glaubte ich mir selbst nicht mehr, schämte mich und wurde noch verwirrter als ich eh schon war.

Mit meinen Freunden spielte ich Puppen, Verstecken, Fangen und lernte auf Bäume zu klettern. Ich hatte viel Freiheit, das war der angenehme Nebeneffekt davon, ein unbehütetes Kind zu sein. So konnte ich mich in vielerlei Hinsicht frei entwickeln. Zwar sehnte ich mich auch danach, Grenzen gesetzt zu bekommen, einfach um zu spüren, dass ich jemandem wichtig war. Aber ich liebte die Grenzenlosigkeit, die ich hatte, und sie machte mich auf eine Art selbstbewusst, weil ich viel ausprobieren konnte und mir keine übervorsichtige Mutter Angst einjagte. Bestimmt habe ich mich dadurch auch oft in Gefahr gebracht und zum Glück hatte ich immer einen Schutzengel dabei. Dennoch bin ich dankbar, dass ich dadurch den Mut zu eigenständigem Handeln entwickeln konnte und das Vertrauen, meiner inneren Stimme zu folgen.

Von der Vergangenheit meines Vaters erfuhr ich nicht viel. Irgendwie schien da ein Tabu zu existieren und er hielt kaum Kontakt zu seiner Familie. Meine Großeltern väterlicherseits waren früh verstorben, ich hatte sie nie kennengelernt. Meine Mutter sagte, sie seien beide sehr nett gewesen. Aber was sie meinem Großvater sehr übel nahm war, dass er seine Frau wegen einer Jüngeren verlassen hatte, als sie mit Krebs erkrankt im Sterbebett lag. Außerdem wusste ich, dass mein Großvater in der Hitlerzeit durch Straßen- und Brückenbau reich geworden und bekennender Nazi war. Auch meine Großmutter schien Hitler wohlgesinnt gewesen zu sein.

Über meine mütterliche Linie wusste ich mehr: Voller Stolz erzählte meine Mutter von ihrem geliebten Papa und wie sie es liebte, seine schönen vollen Haare zu kämmen, wenn er gelegentlich Kriegsurlaub hatte und wie er jedesmal, wenn er heimkam, auf Hitlers Bild spuckte mit den Worten: „Da hängt die Sau!" Ich selbst fand meinen Opa eher langweilig und meine Oma sehr hart, und ihre Kälte machte mir Angst. Aber ich liebte die ganze große Schar von Onkeln und Tanten mütterlicherseits, die unzählige Anekdoten aus der Vergangenheit auf Lager hatten und ich wusste, dass da ein großer Schmerz war über die Flucht aus Schlesien, wo die ganze Familie ihre Heimat verloren hatte.

Neben vielen Cousins und Cousinen gab es noch eine wundervolle, mütterliche Patentante, die sich sehr um mich kümmerte. Leider lebten wir weit entfernt, sodass sich die Besuche auf die Ferien beschränkten. Aber wenn ich dort war, fühlte ich mich sehr glücklich. Dann übernachtete ich bei meiner Tante, der jüngsten Schwester meiner Mutter, die nur ein paar Jahre älter war als ich. Wir spielten den ganzen Tag und nachts erzählten wir uns Gruselgeschichten. Das Leben dort war so aufregend und schön, dass ich am liebsten für immer dort geblieben wäre. Aber dann musste ich wieder nach Hause, wo die Engstirnigkeit des Schwäbischen Dorfes und die Gewalt in meiner Familie mir Angst machten.

Ich entfloh der Realität, indem ich tagträumte und mir mit reger Fantasie meine eigene Welt schuf, zu der keiner Zugang hatte und die mir keiner nehmen konnte. So setzte ich mich vor meinen Spiegel und träumte davon, dass ich dort hineingehen und in einer anderen Welt herauskommen würde. Es wuchs in mir ein starkes Bedürfnis nach einer heilen Umgebung, in der Menschen liebevoll und respektvoll miteinander umgehen, sich nicht streiten oder anschreien und wo Harmonie, Zartheit, Schönheit und Frieden vorherrschen.

Stattdessen glich meine Realität einem Kriegsschauplatz, Brutalität und Aggression gaben den Ton an. Jeder kämpfte gegen jeden und keiner wusste eigentlich, worum es ging. Auf alle Fälle musste man immer auf der Hut sein, damit man sich rechtzeitig in Deckung bringen konnte, besonders wenn man zu den Schwächeren gehörte.

Auch den Kindergarten hasste ich, dort fühlte ich mich eingesperrt. Ich fand es schrecklich, unter Aufsicht autoritärer Erzieherinnen zu spielen, und hatte Angst vor den Brutalitäten der anderen Kinder. Ich war sehr schüchtern und voller Minderwertigkeitskomplexe, fand mich hässlich, hatte das Gefühl, immer falsch angezogen zu sein und mich permanent daneben zu benehmen. Die engstirnige schwäbische Mentalität verstärkte das noch. Die Leute waren kleinkariert und spießig und darauf bedacht, nach außen hin einen guten Schein zu wahren. Für viele Eltern passte ich nicht ins Bild der perfekten Spielkameradin für ihre Kinder. Meine Familie war nicht vorzeigbar und außerdem waren wir „Reingeschmeckte", also keine Schwaben. Es traf mich tief, wenn ich mit einer Freundin nicht mehr spielen durfte, weil die Eltern es verboten. Dennoch gehörte ich nicht zur untersten Stufe in der Rangordnung „anständiger Menschen", Kinder von Ausländern und Sozialhilfeempfängern waren noch weiter unten angesiedelt und galten als asozial. Die Geschichten, die man sich über sie erzählte, beängstigten mich so sehr, dass auch ich das Spiel mit der Rangordnung mitmachte und mich von ihnen fern hielt.

Die Schule, auf die ich mich anfangs freute, wurde schnell zur Qual. Auch hier hatte ich Angst, von den Mitschülern abgelehnt zu werden und vor den Bestrafungen der Lehrer, die zu der Zeit gelegentlich noch handgreiflich wurden. Ich versuchte brav zu sein und nicht aufzufallen. Aber schon in der Grundschule sträubte sich alles in mir gegen den Ernst, der in der Schule herrschte, und ich hasste es, Hausaufgaben zu machen. Ich schlich mich von einem Schuljahr zum nächsten und schaffte schließlich sogar mit wenig Aufwand den Absprung aufs Gymnasium in der nächsten Kleinstadt.

Zwischen grauen Betonwänden saßen wir dort aufgereiht in unseren Bänken und füllten den reichlichen Unterrichtsstoff in unser Gehirn. Von Jahr zu Jahr wurde es mehr und ich hatte ständig das Gefühl, hinterherzuhinken, wusste oftmals gar nicht mehr, um was es gerade ging. Zudem interessierten mich viele Fächer einfach nicht. Was ich liebte, war der Deutschunterricht. Hier spielten wir oft kleine Theaterstücke, um den besprochenen Unterrichtsstoff zu verarbeiten. Das waren die Momente, in denen ich voll da war, Spaß hatte und aus den anderen herausstach. Schon als kleines Kind liebte ich die Bühne, trug Sketche und kleine Szenen vor, wann immer es eine Gelegenheit gab. Außerdem mochte ich meinen Deutschlehrer. Er war einer der wenigen fortschrittlichen Lehrkräfte an diesem konservativen Gymnasium.

Pubertät

Es geschahen eigenartige Dinge mit mir. Mit Heftigkeit erblühte im Alter von zwölf Jahren meine Sexualität und damit auch das Bedürfnis, als eigenständige Persönlichkeit wahrgenommen zu werden. Mein Wunsch nach Dazugehörigkeit und Anerkennung verwandelten sich in Wut und Rebellion. Ich wurde aufsässig gegen meinen Vater, rebellierte gegen meine Mutter und die Lehrer. Die Enge der schwäbischen Dorfmentalität erdrückte mich. Petra und ich suchten dem zu entfliehen und gierten nach Abenteuern.

Wir verbrachten immer mehr Zeit in der Kleinstadt, wo wir auch zur Schule gingen. Unser neuestes Hobby war Kaufhausdiebstahl. Wir klauten alles, was in unsere Taschen passte, einfach um etwas Aufregendes zu erleben. Zu Hause rechneten wir dann zusammen, welchen Wert unsere Beute hatte, und freuten uns. Dann rauchten wir heimlich unsere ersten Zigaretten und kamen uns dabei cool vor. Eigentlich war das nur eine Vorübung aufs Kiffen. Susi, eine etwas ältere Mitschülerin, die in meiner Klasse das Schuljahr wiederholte, hatte mich neugierig darauf gemacht. Und wie das Leben so spielte, entdeckte Petra zufällig zur gleichen Zeit, dass im Zimmer ihres Bruders mehrere große Stücke Haschisch rumlagen. Sie nahm sich eines davon, von dem wir dann lange zehrten. Susi erklärte uns, wie man das Zeug raucht.

Ich war dreizehn Jahre alt, als ich das erste Mal Haschisch rauchte, und fand den Rausch fantastisch. Er öffnete mir die Tür zu einer Welt, die über die Beschränktheit dieses kleinen Lebens hinaus ging und bestätigte mir die Existenz eines

Lebens voller Zauber und Mysterien, wonach ich mich immer gesehnt hatte. Tief drinnen hatte ich immer gewusst, dass diese Welt irgendwo existierte. Selbst nach Stunden, als alle wieder nüchtern waren, war ich immer noch ein bisschen bekifft und das änderte sich auch später nicht. Es war, als könnte ich nicht mehr dahin zurück, von wo ich hergekommen war, ich verlor den Kontakt zu der Welt, in der ich gelebt hatte, und die Verbindung zu der Person, die ich bis dahin gewesen war. Die Identitätskrise, in der ich mich plötzlich befand, überforderte mein damaliges Bewusstsein und jagte mir Angst ein.

Petra und ich veränderten unseren Look. Aus uns wurden zwei Hippie-Mädchen. Wir ließen die Haare wachsen, nähten Flicken auf unsre Jeans, trugen indische Blusen, Papas ausrangierte Schlabberpullover, lange Flatterkleider und Jesuslatschen. Die rot-weißen Mädchenmöbel flogen aus meinem Zimmer, das ich stattdessen mit Matratzen und Tüchern ausstattete und alten Möbeln aus Großmutters Zeiten, die ich im Keller fand. Ich wurde sehr rebellisch, jähzornig und provozierend und wollte allen zeigen, dass ich auf deren Meinung pfiff. Ich lernte andere Hippies kennen und fühlte mich in deren Gesellschaft wohl und akzeptiert. Wir nannten uns Freaks und hatten einen gemeinsamen Feind – unsere Eltern, die Spießer und das Gesellschaftssystem. Das gab uns ein Zusammengehörigkeitsgefühl und machte uns stark. Wir „erweiterten" unser Bewusstsein mit Drogen, engagierten uns politisch, hörten Musik, in der der Zeitgeist von den Doors, Frank Zappa, Pink Floyd und vielen anderen Bands widergespiegelt wurde. Wir träumten von einer besseren

Welt und waren fest davon überzeugt, mit unserem Tun dazu beizutragen.

Es entging mir nicht, dass meine neuen Freunde meiner Weiblichkeit Beachtung schenkten. Das irritierte mich ein wenig, aber eigentlich gefiel ich mir sogar selbst in meinem neuen Look. Ich hatte meine ersten kurzen Berührungen mit Jungs, schreckte aber schnell wieder zurück. Es machte mir Angst. Petra und ich schwänzten immer öfter die Schule und schrieben uns gegenseitig im Namen unserer Mütter Entschuldigungen. Die Vormittage verbrachten wir bei Freunden, deren Eltern berufstätig waren. Hier kifften wir und hörten über Stunden psychedelische Musik. Abends trampten wir ins Jugendhaus oder in eine Art Hippie-Disco. Ich tanzte viel, schloss dabei meine Augen und überließ mich ganz der Musik und alles um mich herum verschwand.

Inzwischen rauchte ich seit über einem Jahr täglich bis zu zehn Joints und die Spuren, die der Haschischkonsum hinterließ, wurden beängstigend: Meine innere Struktur löste sich auf und ich wusste nicht mehr, wer ich eigentlich war. Ich fühlte mich identitätslos, ohne Halt. Immer öfter überfielen mich paranoide Angstzustände und ein Gefühl von Sinnlosigkeit machte sich in mir breit. Ich verlor das Interesse an allem, was mir bisher noch etwas bedeutet hatte. Das Leben erschien mir mehr und mehr wie ein einziges graues Loch und ich begann zwanghaft an Selbstmord zu denken. Aber selbst die Idee an Selbstmord kam mir sinnlos vor. Je schöner meine Umgebung war, desto schlimmer fühlte ich mich, weil ich da am stärksten wahrnahm, wie abgeschnitten und isoliert ich war. In die Natur zu gehen war mir zum Beispiel unmöglich. Am besten gefiel es mir in düsteren Räumen, möglichst mit lauter Musik. Ich fühlte mich leer, perspektivlos und es gab niemanden, mit dem ich darüber reden konnte. Meine Freunde konnten nicht nachvollziehen, was mit mir los war, und machten mir Vorwürfe, dass ich immer schlecht drauf war. Dann hörte ich auf zu kiffen und ein entscheidendes Bindeglied zwischen uns verschwand. Der Kontakt zu meiner Familie war noch schlechter geworden. Hier konnte ich keine Unterstützung erwarten. Mein Vater redete gar nicht mehr mit mir, meine Mutter war mit ihrem Selbstmitleid beschäftigt und meine Brüder hielten mich noch immer für eine verwöhnte Prinzessin und es kam ihnen wahrscheinlich gar nicht in den Sinn, dass es mir vielleicht schlecht gehen könnte. Ich selbst hielt mich für zu unwichtig, um Anspruch auf Hilfe zu haben.

Ich flog vom Gymnasium mit einem miserablen Zeugnis und einem Eintrag, dass ich gegen die Präsenzpflicht verstoßen hatte. Das würde mir erschweren, eine andere Schule zu finden. Nach langem Suchen willigte schließlich eine Realschule ein, mich aufzunehmen. Ich nahm mir vor, von nun an regelmäßig zur Schule zu gehen. Im Handumdrehen verwandelte ich mich in eine gute Schülerin und hatte sogar Spaß am Lernen.

Erste Liebe und Beginn der Essstörung

Als ich mit vierzehn Thomas, meinen ersten Freund, kennenlernte, begann das Leben wieder Sinn zu bekommen. Er hatte lange braune Haare, ein kleines Ziegenbärtchen, war groß, schlank und etwas Besonderes. Er schien mir intelligent und niveauvoll zu sein, interessierte sich für Natur, Musik, Kunst, er malte erstaunlich gut und seine künstlerische Ader kam in vielen Dingen zum Ausdruck. Er war fünf Jahre älter als ich und ich fühlte mich sehr geschmeichelt, seiner Aufmerksamkeit würdig zu sein. Wir verbrachten unsere gemeinsame Zeit in der Natur, malten, philosophierten, hörten Musik, gingen tanzen und besuchten Freunde. Das Leben ging steil bergauf, ich fühlte mich vom Glück überschüttet und hatte das Gefühl, einen Platz im Leben gefunden zu haben.

Ab und zu übernachteten wir in der Drei-Zimmer-Wohnung seiner älteren Schwester, die Verständnis dafür hatte, dass sich zwei Liebende ungestört in einer Umgebung treffen wollten, wo keine Eltern hereinplatzen konnten. Als wir dann endlich alleine waren, zogen wir langsam und verschüchtert unsere Kleider aus. Die ersten Begegnungen mit unseren nackten Körpern waren sehr zart, vorsichtig und schön. Dann kam der Moment, als seine Eltern für mehrere Wochen in Urlaub fuhren und wir richtig alleine sein würden. Mit einer Mischung aus Neugierde, Aufregung und Angst etwas falsch zu machen, begegnete ich meinem „ersten Mal". Es geschah dann einfach, er machte und ich ließ ihn, ohne sonderlich viel Spaß daran zu haben, aber auch ohne Widerwillen. Hinterher war ich desillusioniert und hatte eigentlich keine große Lust, das jemals zu wiederholen. Ich glaube, wir hätten uns mehr Zeit lassen sollen, um uns allmählich anzunähern. Natürlich hätte ich ihn darum bitten können, aber irgendwie kam mir das nicht in den Sinn. Dass er mit mir schlafen wollte, schien mir auch der Beweis dafür zu sein, dass ich eine richtige Frau war.

Ich war voller Minderwertigkeitskomplexe und Selbstzweifel, was mich, mein Frausein und meine Sexualität betraf. Ich hatte mir nicht vorstellen können, wie Sex ist, wenn man ihn mit einem Mann erlebt, den man liebt. Ich schämte mich dafür, dass ich mich schon lange selbst befriedigte und für die sexuellen Fantasien, die ich dabei hatte, und ich hoffte, in der Liebe diesen niedrigen Trieben nicht begegnen zu müssen. Mich ekelte vor einer Sexualität, wie ich sie bei meinen Eltern mitbekommen hatte. Auf ihren Nachttischen lagen billige Sexblätter und ich wusste, dass sie gelegentlich Pornos ansahen – beides fand ich sehr abstoßend. Generell hatte für mich die Körperlichkeit zwischen meinen Eltern etwas Widerliches und Liebloses.

Der Sex mit meinem Freund sollte auf eine Art heiliger sein. Aber ich war mir nicht einmal bewusst darüber, dass sich all dies in mir abspielte; ich versuchte lediglich meine Scham zu verbergen. Ich liebte meinen Freund und, obwohl der Sex selbst enttäuschend war, so liebte ich es doch, ihm nah zu sein, und ich dachte mir, dass es ja noch besser werden könnte. Er klärte mich dann auf, wie es zu einer Schwangerschaft kommt und wie man das mit einem *Coitus Interruptus* verhindern kann. Außerdem erklärte er mir, was ich beim nächsten Mal besser machen könne, dass ich mich bewegen solle und nicht wie ein Brett daliegen. Ich folgte seinen Anweisungen, aber auch mit der Zeit konnte ich einfach keinen Gefallen daran finden. Ich tat es dann nur für ihn und versuchte, das nächste Mmal so lange wie möglich raus-zuzögern. Es dauerte nicht lange, bis dies ein Grund für Dis-harmonie wurde. Nach neun Monaten verließ er mich wegen meiner sexuellen Unlust, der Unfähigkeit zu sagen, was ich wollte, und meiner Angst vor Konflikten.

Ich verstand die Welt nicht mehr. Es war schon schlimm genug, dass ich in Auseinandersetzungen nichts als Tränen hervorbrachte, meine Bedürfnisse nicht ausdrücken und keine Forderungen stellen konnte, und ich hoffte auf Mitleid und nicht darauf, verurteilt zu werden. Plötzlich war ich in einem Teufelskreis gefangen. Und so wurde ich verlassen von dem Menschen, mit dem ich hoffte, endlich die Entbeh-rungen und Schmerzen meiner Kindheit heilen zu können.

Ein altbekanntes Gefühl stieg in mir empor, es machte sich in mir breit, bis jede Pore mit Schmerz angefüllt war und mit dem Gefühl, in jeglicher Hinsicht unzulänglich zu sein. Am liebsten hätte ich meinen Schmerz in die Welt hinausge-brüllt, aber meine Kehle war zugeschnürt und es schien mir sowieso niemand zuzuhören. In diesem Moment kam das Essen in mein Leben. Es war einfach da, geduldig und trö-stend. Ich stopfte und stopfte, um nichts mehr spüren zu müssen, biss und kaute und schluckte den ganzen Hass auf diese Welt hinunter. Ich nahm in zehn Tagen fünf Kilo zu, was mich damals aber kaum störte, und erreichte damit mein Höchstgewicht von neunundfünfzig Kilo. Ganz allmählich ließ der Trennungsschmerz nach. Mein Leben ging weiter. Aber es blieb eine Wunde zurück und dieses riesige schwarze Loch, das sich in mir aufgetan hatte. Ich konnte sehen, dass mein Unglück etwas mit mir selbst zu tun hatte, dennoch war es mir unmöglich auszumachen, was das war, und schon gar nicht, wie ich es hätte ändern können.

Mein Äußeres zu verändern erschien mir einfacher! Ein altbewährtes Rezept, nach dem auch meine Mutter gerne kochte. Und so betrat ich diesen Weg. Ich hatte schon immer eine Bewunderung für dünne Menschen. Sie schienen über den Dingen zu stehen und mit dem Leben nicht so verhaftet zu sein. Das wollte ich auch. Der Wunsch, dünn zu sein, bohrte sich immer tiefer in mich hinein und gab von da an meinem Dasein einen gewissen Sinn und eine Aufgabe. Anfangs schien es aber noch schwierig, auf meine Figur Einfluss zu nehmen. Mir fehlte die Disziplin.

Erste Diät und Beginn der Bulimie

Dann verliebte ich mich in Günther und mit dem Verlieben packte mich der Ehrgeiz, abzunehmen. Auf eine Art war ich davon überzeugt, seiner Liebe erst dann würdig zu sein, wenn ich dünn wäre. Mit eiserner Disziplin schaffte ich es, sehr wenig zu essen, die Pfunde purzelten von mir ab und ich genoss die neue Freiheit, die ich damit erreicht zu haben schien. Endlich konnte ich selbst bestimmen, wie dünn ich sein wollte und wer ich war. Mit dem Gefühl, etwas Besonderes zu sein, kam auch der Mut, ihm meine Sympathie zu zeigen. Allmählich kamen wir uns dann auch näher.

Ich nahm mir fest vor, niemals mehr die Kontrolle über meinen Körper zu verlieren, und die Wochen vergingen in einem Rausch von Leichtigkeit.

Aber dann, fast wie in Hypnose, brachte mich der Hunger auf Abwege. Und so fand ich mich plötzlich mit einem riesigen Nutella-Brot und einem Kakao in der Hand in der Küche wieder. Ohne zu denken verschlang ich die verbotenen Kalorien. Und weil eh schon alles zu spät war, aß ich ein zweites, ein drittes... bis ich zu platzen drohte. Jetzt hatte meine Diät ein Ende und mit ihr das Gefühl, wertvoll zu sein... es sei denn... Und genau das tat ich dann auch: Ich ging zur Toilette, würgte alles wieder mit größter Anstrengung raus und war sehr erleichtert.

Von dem Moment an war ich süchtig und erbrach mich jeden Tag, mit ein paar Unterbrechungen, vierundzwanzig Jahre lang. Ich hatte nie das Gefühl, etwas Geniales entdeckt zu haben, es hatte mich von Anfang an voll in der Hand und ich war der Sucht willenlos ausgeliefert. Lange glaubte ich daran, morgen wieder aufhören zu können, aber morgen kam nie. Verzweifelt musste ich jeden Tag aufs Neue feststellen, dass ich nicht mehr Nein sagen konnte.

Eine entsetzliche Angst begann sich in meinem Leben auszubreiten, die Furcht vor mir selbst, vor der Zerstörung, die ich mir selbst antat und der ich machtlos ausgeliefert war. Und ebenso die Angst, irgendjemand könnte herausfinden, was für ein abartiger Mensch ich war. Ich verdrängte alles und hoffte insgeheim, aufzuwachen und festzustellen, dass alles nur ein schlechter Traum gewesen war.

Parallel dazu entwickelte sich eine Beziehung mit Günther. Ich war fünfzehn, er war acht Jahre älter, aber das war weder für ihn noch für mich ein Hindernis. Ich fand ihn schön und cool. Er hatte lange schwarze Locken und einen Bart, wie ihn damals Frank Zappa trug. Er kiffte viel und dealte gelegentlich, was ihm in der Szene ein gewisses Ansehen verschaffte. Wir ließen uns viel Zeit dabei, uns näherzukommen. Er war sanft und einfühlsam, anfangs küssten und streichelten wir uns einfach stundenlang. Und ich hatte genug Zeit, um mich in meinem Tempo zu öffnen, wahrscheinlich entsprach das auch dem seinen. Als wir dann miteinander schliefen, fand ich das erste Mal richtig Gefallen daran. Ich war glücklich, sehr verliebt und erleichtert darüber, doch nicht frigide zu sein. Durch Günther heilten viele Wunden, die sich in der vorherigen Beziehung aufgetan hatten. Dennoch traute ich mich nicht, ihm von meiner Essstörung zu erzählen. Auch deshalb, weil ein Teil von mir glaubte, dass ich meines schlanken Körpers wegen geliebt wurde und ich Angst davor hatte, meine Figur ohne Erbrechen nicht halten zu können. Und ich war auch nicht bereit, mir diese Hintertür nehmen zu lassen.

Trotz allen Herausforderungen ging ich nach wie vor regelmäßig zur Schule. Die Bulimie zwang mich allerdings dazu, wieder stundenweise zu schwänzen. Ich hielt es immer seltener aus, meinen Essanfall bis nach der letzten Stunde aufzuschieben. Die Sucht machte sich breit in meinem Leben. Zwischen Schule und Heimfahrt gab ich mich meiner unstillbaren Gier nach Nahrung hin, kaufte meine heiß ersehnten Brötchen, Würstchen und Süßigkeiten und lief kauend zum Bus. Auf der Fahrt aß ich, in der letzten Reihe vor den Blicken der anderen geschützt, meine Vorräte auf. Bis wir dann mein Dorf erreichten, war ich so voll, dass mir die wenigen Minuten bis nach Hause unendlich lang erschienen. Dann der Gang zur Toilette und weiter ging es mit Mittagessen. Bis zum Abendessen las ich Kochbücher wie andere Leute Romane lesen und widmete mich sehr engagiert dem Kuchenbacken. Mit dem Vorwand, für die Familie zu backen, rührte ich die tollsten Kuchen zusammen und verspeiste sie noch heiß, sobald sie die Backröhre verließen. Ich hatte Mühe, für die anderen etwas übrig zu lassen. Abends kochte ich dann manchmal noch ein fünfgängiges Menü für meinen Freund.

Die größte Störung dabei war meine nörgelnde Mutter. Sie schimpfte über mein anormales Essverhalten und war verärgert, weil ich ständig ihre Vorräte aufbrauchte. Ich kam mir wie ein fressendes Ungeheuer vor und hatte starke Schuldgefühle, doch gleichzeitig bereitete es mir auch Genugtuung, ihr den Vorratskeller leer zu essen. Ich hatte das Gefühl, mir endlich etwas zu holen, was mir zustand. Neben dem Erbrechen fing ich an Abführmittel zu nehmen, die ich bei meiner Mutter im Küchenschrank fand, um die Reste, die in mir blieben, so los zu werden. Ich kontrollierte mein Gewicht von ungefähr fünfzig Kilo mehrmals täglich auf der Waage. Abends, wenn mein Freund zu mir kam, verwandelte ich mich in die liebevolle Freundin. Aus meinem Zimmer wurde ein sinnlicher Tempel, der von Kerzen und Räucherstäbchen erfüllt war und in dem frisch aufgebrühter Tee dampfte. Hier wärmten wir uns aneinander, Geborgenheit suchend, dem Alltag entfliehend.

Bald wurde das Geld zu einem Problem. Zwei Nachmittage die Woche arbeitete ich in einem Wollgeschäft, aber das reichte nicht, denn mein Verbrauch an Lebensmitteln war enorm. Oftmals stahl oder borgte ich mir Geld, ohne zu wissen, wie ich es zurückzahlen sollte. Das verstärkte meine ohnehin massiven Schuldgefühle und den Eindruck, das Allerletzte zu sein. So entstand allmählich ein Doppelleben und das permanente Versteckspiel setzte mich unter Stress.

Ganz ungewollt verhalf mir meine Mutter dazu, die Essstörung vor der Familie zu verbergen. Sie hatte seit jeher die Angewohnheit gehabt, Unwahrheiten und Übertreibungen über mich zu verbreiten. Meine Brüder hatten das durchschaut und da sich schon seit einiger Zeit die Dynamik zwischen uns zu verändern begann, nahmen sie mich in Schutz. Jeder glaubte, dass ihr permanentes Schimpfen über mein Essverhalten wieder nur eine ihrer Bosheiten gegen mich war. Auf eine Art war es das ja auch. Manchmal machte sie auch Anspielungen in der Gegenwart von Günther, dann hätte ich mich am liebsten auf der Stelle aufgelöst. Aber irgendwie nahm sie keiner wirklich ernst damit. Ich weiß nicht, ob mein Freund ahnte, dass da etwas mit mir nicht stimmte. Eigentlich war es offensichtlich, doch wahrscheinlich bekam er vieles nicht so richtig mit, weil er ständig bekifft war.

Nachdem wir ein halbes Jahr zusammen waren, begann sich bei mir das Gefühl einzuschleichen, für ihn eine Selbstverständlichkeit zu sein. Ich litt darunter, nicht mehr begehrt zu werden. Auf keinen Fall war ich bereit, das zu ertragen, was meine Mutter über ihre ganze Ehezeit aushielt und viele andere Frauen, die für ihre Männer zum Gebrauchsgegenstand geworden waren. Und so tauchte plötzlich Jean in meinem Leben auf. Neugierig begann ich ihn zu beobachten und eines Abends, als ich ohne Günther ausgegangen war, kamen wir zusammen. Genährt, aber auch voller Schuldgefühle, verließ ich am nächsten Morgen seine Umarmung.

Am selben Abend erzählte ich Günther davon. Seine Reaktion erstaunte mich. Die eingefahrene Gleichgültigkeit verschwand, die coole Fassade schmolz dahin und hervor kam ein verletzliches Wesen. Er hatte Angst mich zu verlieren und weinte. Es tat mir weh, ihn leiden zu sehen, aber gleichzeitig war mir sein Schmerz eine Genugtuung. Denn ich empfand seine Gleichgültigkeit mir gegenüber als extrem entwürdigend, und nun war da das Gefühl, meine Würde zurückbekommen zu haben. Wir blieben zusammen und ich brach die Affäre mit Jean ab. Aber innerlich war ich zerrissen. Meine Beziehung hatte eine tiefe Wunde bekommen, ich hatte ein Stück Achtung für Günther verloren. Und in mir schwelgte die Illusion, dass es mit dem anderen Mann, der auf mich wartete, besser sein könnte.

Kurz darauf fuhren Günther und ich für sechs Wochen nach Marokko, wo wir uns ständig in die Haare gerieten. Wir ließen uns durch gegenseitige Verletzungen spüren, dass wir dem anderen nicht vergeben hatten. Günther betäubte seine Sinne mit Haschisch, das es in Hülle und Fülle gab, und ich stopfte Süßigkeiten und Erdnüsse in mich, die ich teilweise erbrach, aber oft auch aus Resignation in mir behielt. Mein Hintern wurde immer fetter und ich verabscheute mich dafür. Ich wollte nichts mehr fühlen, wurde immer phlegmatischer und lethargischer. In mir tobte ein Orkan und ich saß drauf wie die Henne auf dem Ei und litt unter der Gefühltaubheit. Anstatt unsere Konflikte zu klären, kehrten wir sie unter den Teppich, und allmählich kam es mir vor, als sei ich lebendig mit ihm begraben. Ich glaubte zu ersticken, dann wurde ich immer tauber und gewöhnte mich an den Zustand, unglücklich zu sein. Am Ende des Urlaubs war ich froh, wieder zu Hause zu sein.

Im darauffolgenden Jahr vegetierten wir gemeinsam weiter und als ich dann die Realschule und damit eine Lebensphase abschloss, hatte ich plötzlich auch den Mut, die Beziehung zu beenden. Er weinte um mich, was auf der einen Seite schwer zu ertragen war und auch etwas unverständlich, aber es ehrte mich auch. Ich war froh, den Mut aufgebracht zu haben, aus einer Beziehung auszubrechen, die mir nicht guttat. Das negative Vorbild meiner Mutter hatte mich geprägt. Außerdem existierte da noch eine Hintertür, nämlich Jean, der noch immer auf mich wartete. Als ich zu ihm ging, um ihm mitzuteilen, dass ich nun endlich frei für ihn war, erlebte ich eine unschöne Bauchlandung. Anstatt sich zu freuen, erklärte er mir, dass er zu lange von mir geträumt hätte, sodass er mit mir als wirkliche Person nicht mehr zusammen sein könnte. Kurz darauf verließ er unsere Stadt, in der ihn nur noch sein letzter Traum gehalten hatte, und ging zurück in sein Heimatland Belgien.

Ende der Schulzeit

Inzwischen war ich siebzehn, hatte die Mittlere Reife bestanden und wusste nicht, was ich damit anfangen sollte. Unendlich froh darüber, niemals wieder ein Klassenzimmer betreten zu müssen, entfiel die Möglichkeit, auf eine weiterführende Schule zu gehen. Und alle angebotenen Berufsausbildungen schienen mir als Weg in eine Sackgasse, vor der ich mich fürchtete. Eine Schauspielausbildung hätte mich interessiert, es war das Einzige, was mir während der Schulzeit wirklich Spaß gemacht hatte. Aber als ich mir die Bewerbungsunterlagen einer Schauspielschule kommen ließ, war mir schnell klar, dass ich damit überfordert war, weil ich nicht genügend Selbstvertrauen besaß. Auch war ich den körperlichen Anstrengungen und den Herausforderungen an der Schule mit der Bulimie im Gepäck nicht gewachsen. Ansonsten konnte ich mir einfach gar keine berufliche Zukunft vorstellen. Die Situation überforderte mich. Von meiner Familie erhielt ich keinerlei Unterstützung und es schien auch niemanden zu interessieren. Schließlich machte ich gar nichts. Ich lebte weiterhin zu Hause, verdiente mir etwas Geld, indem ich Nachhilfe gab, hatte Essanfälle und stahl Geld. Ich fühlte mich orientierungslos und ohnmächtig. Um etwas Halt in meinem Leben zu haben, fixierte ich mich noch mehr auf meinen Körper, der in der Zwischenzeit nur noch fünfundvierzig Kilo wog.

Die Kontrolle auf der Waage gab mir ein kleines Glücksgefühl. Jedes Kilo weniger erschien mir wie ein zusätzliches Stück Freiheit. Ich löste mich auf, heraus aus diesem schweren Leben. Welch ein Erfolgserlebnis beim Kauf einer neuen Hose, wenn ich in eine Nummer kleiner passte, welch ein Triumph im Freibad, wenn ich die Dünnste war. In all dem Elend, das ich erlebte, glaubte doch ein Teil von mir, die Tollste zu sein.

Die Abende verbrachte ich im Jugendzentrum, dort beteiligte ich mich an der Jugendhauszeitung und in der Theatergruppe, traf mich mit Freunden, tanzte in der Samstagabend-Disco und erlebte dabei nach wie vor Momente von Ganzheit. Aber außer beim Tanzen war ich nie ganz bei dem, was ich tat. In mir spielte sich permanent ein zweiter innerer Dialog ab, der sich zwanghaft ums Essen drehte. Er verfolgte mich wie ein Schwarm Fliegen. Überall wo ich war, fiel meine Aufmerksamkeit auf Bäckereien, Metzgereien, Restaurants, auf herumstehende Lebensmittel, auf Essen, das jemand gerade zu sich nahm. Wenn ich mit jemandem redete, dachte ich gleichzeitig an meinen nächsten Essanfall und was ich dabei alles zu mir nehmen würde. Sogar nachts träumte ich von nichts anderem mehr. Jeden Morgen erwachte ich von dem Traum, gerade einen Essanfall gehabt zu haben und nun erbrechen zu müssen. Und immer war ich unendlich erleichtert festzustellen, dass es in diesem Moment wirklich nur ein Traum war.

Die zwanghafte Aktivität in meinem Kopf hörte nur auf, wenn ich einen Essanfall hatte. Dann war ich mit all meiner Aufmerksamkeit voll bei dem, was ich tat. Die Gespaltenheit, die ich erlebte, wenn ich nicht aß oder erbrach, stresste mich, und der Wunsch, mich ganz zu fühlen, zog mich immer tiefer in die Sucht. Ich ging also von Bäckerei zu Bäckerei, zum Metzger, anschließend zu einem Imbiss und dann in ein Restaurant, usw. Ich entwickelte überall, wo ich gerade lebte, eine Route, die nach bestimmten Gesichtspunkten zusammengestellt war: In der ersten Station kaufte ich nur so viel Essen, um damit den Weg bis zur zweiten zu schaffen, dadurch blieb auch das nächste Ziel interessant. Und dort kaufte ich wieder Proviant für den Weg zur folgenden. Wichtige Pfeiler für meine Route waren öffentliche Toiletten, die man problemlos benutzen konnte und wo es niemandem auffiel, wenn man länger als normal drauf verweilte. Außerdem achtete ich darauf, immer genügend Getränke bei mir zu haben, denn ohne ausreichende Flüssigkeit war es sehr anstrengend und fast unmöglich, zu erbrechen. Am Anfang meiner Bulimie wäre ich beinahe an einer Pizza erstickt, die mir beim Versuch zu erbrechen im Hals stecken geblieben war.

Das Ganze hatte etwas von einer Jagd. Peinlich war, wenn mir auf meiner Tour jemand begegnete, den ich kannte, vor allem, wenn ich kurz davor war eine Toilette aufzusuchen und mein Bauch sich anfühlte, als würde er gleich platzen. Freunde wurden zu Störfaktoren. Ebenso peinlich war es, wenn eine Verkäuferin oder ein Kellner im Restaurant Bemerkungen machten, die darauf schließen ließen, dass sie ahnten, dass mit mir etwas nicht stimmte. Diese Plätze mied ich dann. Manchmal passierte es auch, dass mir jemand, der mich bereits beim Essen einer riesigen Mahlzeit gesehen hatte, bei einem weiterem Essen begegnete; diesem Menschen versuchte ich fortan auszuweichen.

Oft sperrte ich mich für meine Essanfälle auch zu Hause in mein Zimmer ein. Dann verschwand ich mit Einkaufstüten beladen in meinem Reich, wo mich keiner störte. Hier gab es jedoch eine andere Schwierigkeit. Wie konnte ich ohne aufzufallen innerhalb kurzer Zeit öfters auf die Toilette und wie konnte ich vermeiden, dass sie hinterher nach Erbrochenem roch. Manchmal erbrach ich mich auch in einen Eimer, den ich abdeckte und dann heimlich in der Nacht ausleerte. Das Ganze artete immer mehr in ein Versteckspiel aus und menschliche Kontakte wurden für mich zum Stressfaktor.

Am Ende jeder Fressattacke trank ich viel Wasser, erbrach mich erneut, trank wieder Wasser und erbrach mich wieder, bis ich den Eindruck hatte, nichts mehr in mir zu haben, das mich hätte dick machen können. Zur Sicherheit nahm ich dann oft noch Abführmittel und am Schluss kontrollierte ich mein Gewicht auf der Waage und begutachtete meinen Körper im Spiegel. Der Bauch musste flach sein, falls das nicht der Fall war, ekelte es mich vor mir selbst und ich kam mir hässlich und wertlos vor. Aber wenn ich dünn war und mein Bauch flach wie ein Brett, dann war ich zufrieden und die Euphorie nahm etwas von dem Leid, der Hoffnungslosigkeit und Aussichtslosigkeit in meinem Leben.

Es mag sich vielleicht merkwürdig anhören, aber mir machten meine Essanfälle auch häufig Spaß. Es war dann, als würde ich mich in die Fluten des Ozeans stürzen und von den Wellen mitgenommen werden, und meine eigene Bewegung verschmolz mit der Welle zu einer einzigen großen Kraft. In allem, was ich sonst tat, schien ich gegen die Strömung anzukämpfen, das war mühsam und frustrierend. Aber je mehr ich mich der Strömung überließ, desto schwieriger wurde es, umzukehren. Und noch glaubte ich daran, umkehren zu müssen. Erst sehr viel später wurde mir klar, dass die Esssucht genau diese Hingabe von mir forderte.

Schritte ins eigene Leben

Seit ich begonnen hatte mich von meinem Vater loszureißen, begann sich das Verhältnis zu meinen Brüdern zu verbessern. Endlich begann ich mich als eine von ihnen akzeptiert zu fühlen. Ich hatte sehr unter ihrer Ablehnung gelitten, war bereit viel zu tun, um von ihnen anerkannt zu werden, und tat viele Dinge, die ihnen imponieren sollten.

Es gab zum Beispiel viele Regeln über Gut und Böse, die von meinem ältesten Bruder festgelegt waren. Wenn man zu den Guten gehören wollte, das war die Fraktion, die meine Mutter unterstütze, dann musste man einiges befolgen: politisch links denken, sich mit den Armen und Unterdrückten identifizieren und sich im Kampf gegen das Unrecht engagieren. Dazu gehörte auch der Kampf gegen die Frauenunterdrückung. Sich zu schminken war schon ein Verrat an der Befreiung der Frau. Eine emanzipierte Frau trug Jeans und bequeme Boots und unterschied sich eigentlich nicht von den Männern. Komischerweise waren die Freundinnen meiner Brüder meist sexy gekleidete und perfekt geschminkte Prinzessinnen. Ich folgte den Richtlinien meines ältesten Bruders so gut ich konnte, um von ihm nicht mit Verachtung gestraft zu werden. Sogar mein Musikgeschmack wurde von ihm bestimmt und die Zensur in mir vollzogen: Ich hörte nur die Musik, von der ich glaubte, dass sie von meinem Bruder als anspruchsvolle Musik akzeptiert wurde. Mir gefiel die Musik, die ich hören durfte, und sie tut das bis heute. Aber ich hätte mich niemals getraut einen Hit aus dem Radio abzuspielen.

Mit dem Engagement in den diversen politischen Gruppen hatte ich so meine Schwierigkeiten. Obwohl ich die politische Richtung durchaus aus tiefstem Verstehen und mit meinem innersten Gewissen vertrat, so langweilte mich aber das stundenlange Gerede, das am Ende doch nichts änderte. Und viele dieser politisch engagierten Menschen erschienen mir unglaubwürdig, da sie mit sich selbst nicht liebevoll umgingen, sich oft schlecht ernährten, nicht ausreichend bewegten und viel rauchten – im Grunde waren sie wie ich. Und obwohl ich wusste, dass ich, unabhängig von meinen Brüdern, ein ganz tiefes Bedürfnis verspürte etwas zur Verbesserung dieser Welt beizutragen, merkte ich, dass dies nicht mein Weg war. Ich verstand das intellektuelle Gequatsche nicht und wollte es auch gar nicht. Mir das einzugestehen war ein großer Schritt der Befreiung von meinen Brüdern und ein erster Ansatz, im Leben einen eigenen Standpunkt zu vertreten.

Ich fand einen Job als Bäckereiverkäuferin in einem Einkaufzentrum. Die Arbeit machte mir anfangs viel Spaß. Ich liebte den Kontakt zu den Kunden, war stolz darauf mein eigenes Geld zu verdienen, und ganz praktisch war, dass ich Geld aus der Kasse und jede Menge Brot und Kuchen verschwinden lassen konnte. Jeden 1. bekam ich meinen Lohn, damit hatte ich endlich die Möglichkeit auszuziehen.

Mein jüngster Bruder, vier seiner Freunde, ein neu geborenes Baby und ich gründeten eine Wohngemeinschaft auf dem Land. Ein Haufen unerfahrener Idealisten, die alle zum ersten Mal auf eigenen Beinen zu stehen versuchten. Meine Mutter schien sichtlich erleichtert über meinen Auszug. Sie schleppte meine Sachen zum Auto, als könne sie es nicht erwarten, mich loszuwerden. Ich glaubte, ein neues Leben beginnen zu können, musste aber bald die schmerzliche Wahrheit erkennen, meine Probleme auch in mein neues Zuhause mitgenommen zu haben, und dass ich sie wahrscheinlich überall hin mitnehmen würde. Das Problem war in mir und keine äußere Veränderung würde mich jemals davon frei machen. Ich stahl auch hier wieder Essen aus dem Kühlschrank und Geld aus der Haushaltskasse und konnte bald niemandem mehr in die Augen sehen. Schon nach wenigen Monaten begann sich die Wohngemeinschaft aufzulösen. Dann zog ich weiter in die nächste und von da an in die folgende.

Mit dem gleichen Tempo wechselte ich die Arbeitsstellen, nirgends hielt ich es lange aus. Immer fand ich mich vor dem gleichen Problem wieder – mir selbst. Auch neue Beziehungen entstanden mit rascher Geschwindigkeit, um sich genauso schnell wieder zu verabschieden. Sie verliefen immer nach demselben Muster: Entweder wurde ich von ihm verlassen und fand mich dann mit einem gebrochenen Herzen wieder oder jemand blieb und ich floh vor seinem Wunsch nach Nähe. Meine Schulden wurden allmählich bedrohlich, immer häufiger begegneten mir Menschen, denen ich etwas schuldete, und ich schämte mich, weil ich es nicht zurückzahlen konnte und dass ich es für Essen ausgab, das ich hinterher wieder erbrach. Mittlerweile hatte ich auch einen Kredit bei der Bank aufgenommen, eigentlich um den Führerschein zu machen und ein Motorrad zu kaufen. Dem Beamten erzählte ich, meine Eltern würden vorbeikommen, um eine Bürgschaft zu hinterlegen, was aber nicht stimmte.

Im Männerberuf

Inzwischen war ich neunzehn und hatte eine Ausbildung zur Mechanikerin angefangen, um wahrscheinlich mir und meinen Brüdern mit der Wahl eines Männerberufs zu imponieren. Ich sah aus wie eine Mischung aus jungem Mädchen und Knabe, trug kurze Haare, kleidete mich wie ein Junge, fuhr ein viel zu großes Motorrad und war froh darüber, keinen Busen mehr zu haben. Ich wog nur noch neununddreißig Kilo, bei einer Größe von einsachtundsechzig, und wollte immer noch mehr abnehmen. Es war mir eine Genugtuung, dass ich dünner war als alle anderen. Aber außer dem Triumph darüber, meinen Körper unter Kontrolle halten zu können, gab es nichts, das mich im Leben nährte.

Die Ausbildung überforderte mich, die Umgangsformen waren hart, die körperliche Anstrengung zu viel für meinen schwachen Körper und eigentlich interessierte mich Metallarbeit nicht im Geringsten. Das Allerschlimmste aber war das Mobbing in der Werkstatt, dem ich zum Opfer fiel. Unter den Lehrlingen gab es eine Rangordnung, die vom Brutalsten angeführt wurde, und ganz unten befand sich der Schwächste, in diesem Fall war das mal wieder ich. Die anderen Lehrlinge spielten das Spiel einfach mit, weil sie selbst nicht zum Sündenbock werden wollten, denn für sie war es besser Mitläufer zu sein, als von allen gequält zu werden. Am schlimmsten war derjenige, der das Jahr zuvor der Sündenbock war. Ich rutschte völlig hilflos in die Rolle, die ich ja von meiner Familie her schon kannte, und war ohnmächtig, etwas dagegen zu unternehmen – wie ein Sog zog es mich da hinein. Die Grausamkeiten, die sich der Anführer einfallen ließ, waren furchtbar und im Laufe der Zeit wurde ich zur Geächteten, mit der sich niemand mehr zu reden getraute. Immer wenn einer an mir vorbei- lief, flüsterte er kaum hörbar „widerlich". Schließlich übertrieben sie ihr Spiel, als sie mir eines Tages, als ich kurz zum Rauchen draußen war, an meiner Drehmaschine den Drehmeißel lockerten – ein unverzeihlicher Scherz, der mich das Leben hätte kosten können. Jetzt endlich packte mich die Wut und ich ging zum Meister, um mir Unterstützung zu holen.

Das hätte ich schon längst machen sollen, aber ich wollte nicht die Petze sein, die ich als Kind bei meinen Brüdern war, denn ich wollte von den Kollegen anerkannt werden. Mein Meister stellte die Jungs zur Rede und dann rief er mich ins Büro und verlangte, dass sie sich bei mir entschuldigen. Er verließ den Raum, um uns dafür alleine zu lassen. Und was dann passierte, war unfassbar. Anstatt sich bei mir zu entschuldigen, sagte der Anführer: „Überall gibt es einen Neger und hier bist das eben du." Jetzt hätte ich aus der Haut fahren sollen und für mich einstehen, aber es verschlug mir einfach die Sprache. Wie gelähmt verzog ich mich. Die Arbeit wurde immer unerträglicher. Sobald ich die Tür zur Werkstatt öffnete, krampfte sich mein Magen zusammen und bereitete mir kaum auszuhaltende Schmerzen.

Ich konnte nichts mehr essen ohne es zu erbrechen. Mein Körper schien nur noch aus Schmerz zu bestehen und ich verlor mein Konzentrationsvermögen vollständig, sodass ich gegen Türen lief oder nicht mehr wusste, was ich fünf Minuten zuvor getan hatte.

Dann kam der Moment, wo mir klar wurde, dass ich Hilfe brauchte. Im Jugendhaus war es gerade Mode, Gespräche bei der Suchtberatungsstelle zu nehmen. Es war eine Einrichtung der Stadt, die Jugendliche kostenlos durch problematische Phasen im Leben begleitete und Suchtaufklärung betrieb. Ich dachte mir, dass ich dort einfach mal über die Probleme mit meinen Eltern, dem Berufsleben und den Beziehungen reden könnte und über die Orientierungslosigkeit, in der ich mich befand. Die Beraterin war sehr nett und hörte mir aufmerksam und mitfühlend zu, wie ich zurückhaltend über meine Schwierigkeiten im Leben redete. Ich weiß nicht, wie sie es anstellte, aber plötzlich lüftete ich ihr mein Geheimnis und erzählte ihr alles, Stück für Stück. Zu meiner Überraschung war sie weder erstaunt noch schockiert.

Es war eine Wohltat, endlich aus der Heimlichkeit herauszutreten. So erfuhr ich, dass das, was ich da versteckt lebte, eine ernst zu nehmende Sucht war, die einen Namen hatte: Bulimie und Magersucht, und dass es dafür spezielle Therapien gab. Die Suchtberaterin vermittelte mich an eine Selbsterfahrungsgruppe und empfahl mir Bücher über das Thema Essstörungen, die ich regelrecht verschlang. Es war Balsam für meine Seele zu erfahren, dass ich nicht die Einzige war, für die die tägliche Nahrungsaufnahme zum Suchtmittel geworden war, und eine unglaubliche Erleichterung, aus dieser jahrelangen Isolation herauszutreten. In meiner Selbsterfahrungsgruppe traf ich Menschen, die mich verstanden und mich nicht verurteilten. Ich liebte die Ehrlichkeit, mit der man hier erzählen konnte, und war gerührt von den Schicksalen der anderen. In einer liebevollen Atmosphäre machten wir Übungen und Imaginationsreisen, redeten und hörten einander zu. Parallel dazu begann ich eine Einzeltherapie. Mein Therapeut stellte mir gezielt Fragen über meine Kindheit, meine Familie und zum Sex. Er befragte mich über mein Verhältnis zum Essen und zu meiner Lebenssituation. Die Gespräche taten gut und brachten einen Schimmer von Licht in das Gewirr, das in mir und meinem Leben herrschte. Die Nähe in den Sitzungen hielt ich nur ganz schwer aus und manchmal wäre ich gerne davongelaufen. Ich war nicht daran gewöhnt, da zu bleiben und hinzuspüren.

Langsam nahm ich zu, was ich mit einer Mischung aus Entsetzen und Entspannung erlebte. Etwas in mir aber war bereit, zuzulassen. Meine zu eng gewordenen Klamotten warf ich sofort weg, um nicht sentimental zu werden, aber auch um ein klares Zeichen zu setzen. In mir passierte eine Wandlung. Ich war zwar nach wie vor sehr schlank, aber ich wollte nicht mehr abnehmen, und wenn ich einem dürren Menschen begegnete, fand ich das plötzlich nicht mehr erstrebenswert, sondern eher erschreckend. Ich hörte auf Abführmittel zu nehmen und die Essanfälle mit Erbrechen wurden weniger.

Flucht in die Großstadt

Um dem Mief der schwäbischen Kleinstadt zu entkommen und damit auch allen Orten und Menschen, die meiner Vergangenheit angehörten, zog ich in die Großstadt. Es schrie in mir nach Veränderung, und das Leben unterstützte mich bei meinem Streben nach etwas völlig Neuem. Ohne große Schwierigkeiten fand ich in Stuttgart ein Zimmer in einer schönen Altbauwohnung, gemeinsam mit einem netten, unaufdringlichen Studenten. Das Großstadtleben gefiel mir, alles pulsierte und es gab vieles zu erkunden. In diesem Überfluss lernte ich Sven kennen, in den ich mich verliebte, und er erwiderte meine Liebe.

Mein Leben und ich begannen an Fülle zu gewinnen und Svens Nähe nährte mich. Wir waren sehr ehrlich zueinander. Er war der erste Mann, dem ich von meiner Bulimie erzählte, und ich die erste Frau, der er seine Ängste anvertraute. Wir verbrachten viele Tage und Nächte damit, uns über Gott und die Welt auszutauschen, und ließen uns sehr viel Zeit bis wir das erste Mal miteinander schliefen. Als das dann passierte, empfand ich es als die natürlichste und schönste Sache der Welt. Er war der erste Freund in meinem Leben, der genauso alt war wie ich, und das fühlte sich sehr gesund an, irgendwie waren wir auf einer Ebene. Nun wurde sogar die Situation in der Werkstatt entspannter, und die Arbeit fing an Spaß zu machen.

Nur die Bulimie wollte einfach nicht aus meinem Leben verschwinden. Anfangs dachte ich, dass es nur eine Frage der Zeit wäre, bis sie vollends heilen und ich meine Sucht ganz überwinden würde. Es bahnte sich ja an. Doch dann wurden die Essanfälle wieder häufiger und mein inzwischen wunderschön weiblicher Körper verlor erneut seine Kurven. Ich bemerkte kaum, wie es sich wieder einschlich, aber vor allem wollte ich es nicht wahrhaben. Meine Sucht wurde zu einem wichtigen Bestandteil der Beziehung. Sven bemühte sich sehr mich zu unterstützen und verzweifelte an seiner Unfähigkeit, mir helfen zu können. In der Beziehung wurde er zum Starken und ich nahm die Rolle der Schwachen ein.

Svens Schwäche war seine Eifersucht. Völlig grundlos war er auf jeden Mann eifersüchtig, mit dem ich zu tun hatte. Und es war mir ein Rätsel, warum, denn ich gab ihm keinen Anlass dazu, ich war nicht im Geringsten an anderen Männern interessiert. Als wir bereits neun Monate zusammen waren, ereignete sich das erste richtige Eifersuchtsdrama: In der Disco hatte ich für seinen Geschmack zu lange mit einem Kollegen aus der Berufsschule geredet. Wütend rannte er raus, ich hinter ihm her und als ich ihn endlich einholte, teilte er mir mit, dass er sich von mir trennen wolle. Seine Worte hörend brach ich zusammen, und ganz im Schock schrie ich aus der Tiefe meiner Seele so laut ich nur konnte.

Unfassbarer Schmerz überflutete mich, ich fühlte mich verlassen und verraten und wollte nur noch sterben. Mein jüngster Bruder und seine Freundin, die zufällig auch in der Disco waren, brachten mich nach Hause. Die ganze Nacht über blieben sie, meine Hände haltend, bei mir. Ihr Beistand tat so gut und als ich am nächsten Morgen aufwachte, war mein Schmerz fast verschwunden. Ganz viel Energie schien in mich zu fließen, ich fühlte mich stark, voller Mut und den Aufgaben des Lebens gewachsen. Ich stand auf eigenen Beinen und sie trugen mich. Ein paar Tage später kam Sven zurück und bat mich um Entschuldigung. Ich verzieh ihm. Aber das Drama wiederholte sich nur kurze Zeit später und wieder trennte er sich von mir. Diesmal tat es nicht mehr so weh. Einige Tage vergingen, bis er wieder bei mir auftauchte, um sich erneut zu entschuldigen. Aber etwas in mir war zerbrochen. Ich konnte nicht mehr zurück, es war kein Vertrauen mehr da. Doch genauso wenig war ich in der Lage, ohne ihn weiterzuleben. Ich wurde depressiv und krank. Mein Leben brach zusammen und ich war unfähig, auch nur irgendwas dagegen zu unternehmen.

Ich ging zum Arzt und ließ mich krankschreiben. Wie gelähmt lag ich in meinem Zimmer, fühlte mich verlassen, einsam und lebensunfähig. Ich war einundzwanzig Jahre alt.

Essanfall:

4 Butterbrezeln

1 Liter Kakao

1 Cappuccino

2 Äpfel

4 Fleischkäsbrötchen

1 Apfel

1 Pizza

1 Teller Salat

1 Hähnchenkeule

1 Portion Spätzle

1 Portion Bratkartoffeln

1 Fischbrötchen

1 Suppe

1 Portion Spaghetti

1 Hähnchenkeule mit Reis

1 Suppe

1 Teller Salat

1 ganzer Kuchen

1 Mars
1 Portion Fisch und Chips
1 Portion Pommes
1 Kilo Äpfel
5 Portionen Spätzle mit Wurst
5 belegte Brötchen
1 Packung Mohrenköpfe
1 Tafel Schokolade
und viel Flüssigkeit, damit ich beim Erbrechen nicht ersticke.

Zur selben Zeit gab es den verheerenden Reaktorunfall im Atomkraftwerk Tschernobyl, als Folge wurden unsere Natur und die Lebensmittel radioaktiv belastet. Panik verbreitete sich, die auch mich erreichte und mein gestörtes Verhältnis zu Lebensmitteln noch verschlimmerte. Meine inneren Ängste wurden im Außen real und verstärkten den Eindruck, sämtliche Lebensgrundlagen zu verlieren.

Suchtklinik

Ich beschloss eine stationäre Therapie zu machen, ließ mir die Kostenübernahme von meiner Krankenkasse bescheinigen und rief bei allen Klinken an, die in einem Ratgeber zum Thema Bulimie aufgelistet waren. Eine Klinik sagte mir kurz darauf zu, aber ich hatte drei Monate Wartezeit zu überbrücken. Wie in einem Koma überlebte ich die unendlich scheinenden Tage, Wochen und Monate, mehr denn je in der Bulimie gefangen. Depressiv und von der Außenwelt abgeschieden fasste ich den Entschluss, mir das Leben zu nehmen, falls ich die Bulimie durch den Klinikaufenthalt nicht besiegen würde.

Dann kam endlich der Tag der Aufnahme. Es war eine Klinik für suchtkranke Frauen und sie lag mitten im Wald. Der Ort weckte in mir romantische Vorstellungen über die bevorstehende Zeit hier. Aufgeregt blickte ich dem entgegen. Hier würde ich endlich die Bulimie hinter mir lassen und damit ein völlig unbekanntes und aufregendes Leben beginnen! Alles, nach was ich mich immer gesehnt hatte, würde jetzt in mein Leben kommen und alle meine Schwierigkeiten zusammen mit der Bulimie aus meinem Leben verschwinden.

Jeden Monat wurden zwölf Frauen zur Therapie aufgenommen, die gemeinsam eine Gruppe bildeten. Nach sechs Monaten wurde die Gruppe dann entlassen, oder besser gesagt, diejenigen, die es bis dahin schafften. Wir durchliefen ein Programm, das sich aufeinander aufbaute und bestimmte Therapien, Arbeiten und Regeln beinhaltete. Der Tagesablauf war genau festgelegt, wir durften das Gelände der Klink nicht verlassen, keine Post erhalten, nicht telefonieren und keinen Besuch empfangen.

Bei der Aufnahme wurde mein Gepäck durchsucht und das Misstrauen, das man mir hier entgegenbrachte, irritierte mich. Grenzen gesetzt zu bekommen und Verbote zu haben, fand ich allerdings spannend, weil es mir endlich eine Struktur gab. Und die Kontaktsperre fand ich richtig gut, denn es gab eh niemanden mehr, der mich hätte besuchen wollen. Die Essgestörten mussten am sogenannten Diättisch essen, das war eine gute Sache. Hier gab es täglich sieben ausgewogene kleine Mahlzeiten, die exakt abgewogen waren und auf die man selbst keinen Einfluss hatte. Das diente als Hilfestellung, wieder ein Maß bei der Nahrungsaufnahme zu entwickeln. Man fühlte sich niemals zu voll und war nie hungrig. Außerdem erhielt der Körper ausreichend Nährstoffe. Es wurde Buch darüber geführt, wenn eine etwas vom Essen übrig ließ, und es war strikt verboten, außerhalb zu essen oder zu trinken, aber dazu gab es eh keine Möglichkeit. Ich vertraute mich gerne dem Diättisch an.

Vom ersten Tag an hörte ich konsequent auf zu erbrechen, was mir seltsamerweise völlig leichtfiel. Aber mein Körper war nicht mehr daran gewöhnt regelmäßig Nahrung zu verdauen und hatte Mühe mit der Umstellung. Mein gesamtes System war in einem Zustand von Desorientierung und häufig plagte mich Verstopfung. Aber ich aß einfach regelmäßig die sieben kleinen Mahlzeiten und allmählich gewöhnte sich mein Körper daran. Ich war zwar weit davon entfernt, Hunger oder ein Sättigungsgefühl zu spüren, aber ich vertraute einfach. Zu meinem Erstaunen wurde ich nicht dick, mein Gewicht pendelte sich bei fünfzig Kilo ein.

Ich mochte die Frauen, die mit mir am Diättisch saßen. Wir waren irgendwie die Freaks der Klinik, weil wir eine Minderheit waren und an einer für die anderen absurd scheinenden Sucht litten. Alle anderen waren hier, um sich von ihrer Drogen-, Medikamenten-, oder Alkoholsucht zu befreien. Manche hatten zusätzlich eine Essstörung. Ich war die einzige in der ganzen Klinik, die „nur" essgestört und von keiner Substanz abhängig war. Auf eine Art waren wir

Essgestörten uns sehr ähnlich. Hier fand ich Frauen, mit denen ich auf einer Wellenlänge war. Mit den restlichen Patientinnen war das nicht so einfach.

In meiner Gruppe waren zwölf Frauen mit unterschiedlichen Süchten. Die jüngste war sechzehn und die älteste sechzig, und alle kamen gerade vom Entzug. Ich fühlte mich sehr unwohl unter ihnen. Eine Mischung aus Härte, Aggression und Lethargie machte sich im Raum breit und keine schien gerne hergekommen zu sein. Ich selbst war so froh, hier zu sein und endlich mit meinem „neuen Leben" zu beginnen und verstand nicht, warum das bei den anderen nicht so war. Mir war nicht klar, dass ich die Einzige war, die sich den Therapieplatz selbst gesucht hatte. Die anderen waren nicht unbedingt freiwillig hier, sondern durch den Druck der Familie oder vom Arbeitgeber zur Therapie gezwungen worden.

Am Anfang war ich sehr offen und unbefangen in der Gruppe, erzählte ohne Hemmungen von mir und war voller Enthusiasmus. Aber plötzlich, ich wusste gar nicht wie mir geschah, wurde alles, was ich gesagt hatte, verdreht und gegen mich verwendet. Und schon wieder befand ich mich in einer Sündenbock-Rolle. Selbst meine Gruppentherapeutin und mein Einzeltherapeut durchblickten nicht, was da lief und spielten das Spiel mit. Meine Unbefangenheit verschwand, ich wurde unsicher und begann mich klein zu machen. Ich fühlte mich schuldig für alles, was man mir anzuhängen versuchte. Und da niemand wirklich bereit war, bei sich selbst aufzuräumen, war ich der perfekte Mülleimer. Ich aber wollte vor allem von der Sucht frei werden und wenn das der Preis dafür war, dann würde ich ihn eben bezahlen.

Die Therapie bestand aus Einzel- und Gruppensitzungen, Arbeitstherapie und täglich ein bisschen Gymnastik. Außerdem wurde einmal pro Woche Großgruppe abgehalten, bei der sämtliche Patientinnen und Therapeuten anwesend waren. Hier wurden Verstöße gegen die Klinikordnung und Rausschmisse besprochen. Das Ganze hatte den Charakter einer Gerichtsverhandlung und alle hatten einen Horror davor, hier erwähnt zu werden. Misstrauen und Kontrolle waren die Mittel, die hier im Kampf gegen die Sucht eingesetzt wurden, und ich konnte nicht verstehen warum. Denn ich wollte doch nichts sehnlicher, als die Sucht loszuwerden. Warum sollte ich etwas tun, was meiner Heilung schaden konnte? Anstatt das Positive zu stärken, versuchte man das Negative auszumerzen. Sie misstrauten mir, was schließlich dazu führte, dass mein Selbstvertrauen immer mehr schwand. Ich wollte aber um jeden Preis alles in der Therapie richtig machen, so rutschte ich immer tiefer in die Rolle, die mir hier präsentiert wurde: die Schuldige, die alles falsch macht, keine wirkliche Daseinsberechtigung hat und für alles Elend dieser Welt verantwortlich ist, eine, bei der alle den eigenen Mist abladen dürfen.

Ein altbekanntes System begegnete mir wieder: Eine Hierarchie, in der es einen besonders aggressiven Boss gibt und einen Sündenbock, der wie ein Blitzableiter alle Negativität aufnimmt. Und außerdem eine Menge Mitläufer. Und alles dient dazu, wirklicher Klärung auszuweichen und der eigenen Verantwortlichkeit aus dem Weg zu gehen. Wenn ich mehr Mut und Bewusstsein gehabt hätte, wäre ich für mich eingestanden, aber ich war mit der Situation überfordert und so rutschte ich wieder wie ohnmächtig in die bekannte Rolle hinein. In dem Moment hätte ich die Unterstützung der Therapeuten gebraucht, aber auch ihnen fehlte es an Wachsamkeit und so unterstützten sie den unbewussten Gang der Dinge. Meine Gruppentherapeutin kündigte sogar vier Monate später aus diesem Grund ihre Stellung, und mein Einzeltherapeut entschuldigte sich ein Jahr später bei einem Ehemaligentreffen. Die Klinikleitung versuchte mit einer anderen Therapeutin die Lage in meiner Gruppe wieder hinzubiegen. Die bestehende Hierarchie wurde aufgedeckt und die Anführerin schrumpfte zu einem hilflosen, verletzlichen Wesen zusammen. Alle waren entsetzt, und um die Verantwortlichkeit ihres Mitläufertums zu überdecken, wollten sie nun die Anführerin zum Sündenbock machen. Obwohl ich die Frau nicht mochte, konnte ich doch die Ungerechtigkeit nicht ertragen, die da passierte. Und es machte mir Angst, dass wieder keine Klärung, sondern nur eine Schuldverschiebung passierte.

Ich zog mich zurück, mir war nicht wohl in meiner Haut und ich fühlte mich in der Runde nicht sicher. Ohne die Bulimie fühlte ich mich auf eine sonderbare Weise extrem wehrlos. Bisher war das mein Mittel zur Rebellion gewesen, um mich zu spüren und um mich von den Erwartungen anderer frei zu machen. Jetzt aber machte sich eine tiefe Desorientierung breit, auf der einen Seite vieles sehend, auf der anderen handlungsunfähig. Und irgendwie wollte ich noch immer herausfinden, wie ich es allen rechtmachen konnte. Die einzig wirkliche Unterstützung bekam ich von ein paar Frauen am Diättisch, sie verstanden und mochten mich. Aber die Klinikleitung hielt es für äußerst ungesund, dass wir Essgestörten uns „in unserem eigenen Elend unterstützen". Meiner besten Freundin wurde von ihrem Gruppentherapeuten, der gleichzeitig mein Einzeltherapeut war, geraten sich von mir fern zu halten, und allmählich kam ich mir vor wie ein eitriger Pickel.

An einem Wochenende fand ein Angehörigen-Seminar statt. Dazu wurden meine Eltern eingeladen. Meine Mutter sagte zu, mein Vater ab, da er meiner Mutter nicht begegnen wollte. Meine Eltern waren inzwischen geschieden. Da es in der Therapie immer wieder drum ging, die Wut auszudrücken, die man auf die Eltern hat, dachte ich, dass es auch in dem Seminar darum ging. Und ich wollte alles richtig machen. Ich nahm mir vor, meiner Mutter alles ins Gesicht zu schreien, was sie mir angetan hatte, so wie wir es in der Gruppe gelernt hatten. Was dann aber passierte, war ein Albtraum.

Die Therapeuten nahmen meine Mutter in Schutz (was ich heute verstehe), sie weinte und wieder einmal ging es darum, wie schlecht es ihr ging und dass sie doch das eigentliche Opfer war. Schuld daran war natürlich ich, die böse Tochter. Ich fühlte mich verraten und verstand nicht, warum mir die Therapeuten in den Rücken fielen. Ab dem Zeitpunkt trug ich den Stempel: latente Neigung zu aggressivem Verhalten.

Nach fünf Monaten brach ich die Therapie ab. Der Klinkleiter fragte zum Abschied, ob ich zurück ins Elend wolle.

Mir war klar, dass ich nicht in die Bulimie zurückgehen würde, aber auch dass ich diesen Ort verlassen musste, um nicht ganz und gar zu ersticken.

Offene Psychiatrie

Voller Mut kehrte ich der Suchtklinik den Rücken, mit der Zuversicht, meinen weiteren Weg meistern zu können. Welch eine Erleichterung, aus diesem Gefängnis freizukommen, frei atmen zu können und meine Kraft wieder zu spüren. Als Erstes kaufte ich eine Diätwaage und übernahm die Struktur des Diättischs. Dann nahm ich Kontakt zu einer Offenen Psychiatrie in Stuttgart auf, von der ich wusste, dass sie auch Essgestörte behandelte. Dort wurde ich gleich aufgenommen und erlebte in den sechs folgenden Monaten eine der schönsten Zeiten meines Lebens.

Die Klinik war mitten in der Stadt. Ich hatte freien Ausgang und viel Zeit, die ich mir selbst strukturieren konnte. Man musste zur Einzel- und Gruppentherapie, aber darüber hinaus konnte man frei wählen, an welchen Maßnahmen man teilnahm. Ich mochte das Pflegepersonal und bei den Mitpatienten fühlte ich mich sofort angenommen. Ich konnte einfach so sein, wie ich war, und liebte auch sie mit ihren Ecken, Kanten und Verrücktheiten. Aber am meisten mochte ich meinen Einzeltherapeuten. Er war ein warmherziger, geduldiger Mensch. Es schien mir, als ob er in die Tiefe meiner Seele sehen konnte, und im Laufe der Monate lehrte er mich, dass alles, was da ist, seinen Grund, seine

Berechtigung und seinen Sinn hat. Bei ihm gab es gab es kein Gut und Böse, sondern er betrachtete alles wertfrei, und das half mir sehr dabei, meine eigenen Schatten anzuschauen.

In den ersten Wochen weinte ich nur in den Therapiesitzungen, da waren so viel Schmerz und so viele Tränen, die raus wollten. Mein Herz hatte endlich den lang ersehnten Raum, um sich auszudrücken. Ich weinte und weinte, bis eines Tages plötzlich die Tränen weg waren und ein unerwartetes Potenzial an Kreativität aus mir herauszusprudeln begann. Ich malte, schrieb Gedichte und Geschichten, die ich mit Fotomontagen illustrierte, bastelte Handpuppen und strickte bunte Pullover mit aufwendigen Mustern. Ein grenzenloser Schatz tat sich auf, eine Quelle, und je mehr ich ihr entnahm, desto mehr Neues bildete sich. Ich war vollkommen erfüllt und hatte das Gefühl, das erste Mal wirklich frei zu sein und endlich zu leben. Ich liebte die ganze Welt, aber am allermeisten meinen Therapeuten, der mein Herz so tief berührte, dass es wieder zu schlagen angefangen hatte. Ich liebte diesen Menschen so sehr und es war heilsam, ihm meine Liebe zeigen zu dürfen. Er wertschätzte und erwiderte sie und gleichzeitig wusste ich, dass er nie Grenzen überschreiten würde. Dafür bin ich ihm bis heute dankbar.

Nur eines schmerzte mich: Am Wochenende fanden keine Therapien statt und man konnte, wenn man wollte, nach Hause fahren. Ich blieb dann in der beinahe menschenleeren Klinik zurück, mit einem Gefühl von Leere und dem Schmerz, keine Familie zu haben. Ich hatte zwar eine Familie, es gab meine Mutter und meine Brüder auf der einen Seite und auf der anderen meinen Vater, der inzwischen mit einer anderen Frau verheiratet war. Aber ich wollte meine Wochenenden mit keinem von ihnen verbringen und fühlte mich auch nirgends willkommen. Ich kam mir vor wie ein Waisenkind. Aber am Sonntagabend trafen dann wieder die anderen ein und mein Schmerz verschwand.

Für eine Mitpatientin

Wir sind Trümmerkinder,
Geboren in einem Haus,
Das uns keinen Schutz geben konnte,
Weil es durch das Dach regnete
Und durch die Ritzen hindurch wehte.
Vom Einsturz bedroht
Wurde unser Zuhause
Für uns lebensgefährlich.
So haben wir die Gefahr verlassen
Und wurden heimatlos.
Es schmerzt nur unnötig,
Andere zu beneiden,
Die im Warmen wohnen.
Nun heißt es Schritt für Schritt
An unserem eigenen Haus zu bauen,
Mühsam oft und häufig der Versuchung nahe,
Ein Fertighaus in Kürze hinzustellen.
Aber das hält nicht lange!
Unser Zuhause soll standhaft sein.
Der Weg dorthin ist lange,
Und manchmal auch beschwerlich.

Aber was da mit unseren eigenen Händen
Und durch unsere Kreativität entsteht,
Ist unsere neue Heimat.
Und einen wunderschönen Garten drum herum
Wünsche ich dir auch!

Zweimal pro Monat unternahmen wir in der Klinik eine gemeinsame Aktivität. Diesmal gingen wir in ein kleines,
schnuckeliges Theater in der Stuttgarter Innenstadt. Schon
im Zuschauerraum empfing uns eine zauberhafte Atmosphäre, mittelalterliche Musik wurde gespielt, der Raum war
abgedunkelt und ein paar der Schauspieler begrüßten uns in
Kostümen, um uns schon hier in die Stimmung der Welt
Shakespeares zu bringen. Die Vorstellung begann und mich
packte eine tiefe Sehnsucht. Plötzlich befand ich mich wieder in der Welt, in der ich war, wenn ich als Kind davon
träumte, in meinen Spiegel hineinzuklettern. Vielleicht war
es das, warum ich von klein an das Theater so liebte und
keine Möglichkeit ausließ, auf die Bühne zu springen. Hier
war ich in einer anderen Welt, in der mich alle Angst verließ
und die Freude übers Spielen meine Schüchternheit verdrängte. Hier gab es etwas, das dem Leben einen Sinn gab.
Dieses kleine Theater sollte in den folgenden Jahren noch
eine wichtige Rolle für mich spielen.

Inzwischen war ich fünf Monate in der Klinik und hatte
fast ein Jahr lang nicht mehr erbrochen. Ich fühlte mich
selbstbewusst, stark, konnte mir nicht vorstellen jemals
wieder rückfällig zu werden und verspürte einen starken

Drang danach, ins Leben hinaus zu gehen. Aber ich hatte auch Angst davor, was mich da draußen erwarten würde, wenn ich die vertraute Geborgenheit der Klinikwände verlasse. Da war keine berufliche Perspektive, aber Selbstvertrauen, etwas Neues anzupacken. Außerdem stand mir eine Sozialarbeiterin unterstützend zur Seite. Schließlich entschied ich mich, das Abi auf dem zweiten Bildungsweg nachzumachen und begann für die Aufnahmeprüfung zu lernen, die ich dann auch ohne Schwierigkeiten bestand.

Das nächste Problem war die Wohnsituation. Mein Zimmer hatte ich vor der Therapie aufgegeben, und so hatte ich kein Zuhause, das auf mich wartete, und auch kein Geld, um etwas anzumieten. Ich vereinbarte einen Termin beim Sozialamt, um mir dort Hilfe zu holen. Da erfuhr ich, dass ich einen festen Wohnsitz bräuchte, um Unterstützung zu erhalten. Das Gespräch versetzte mich in Panik. Augenblicklich wuchs diese übergroße Existenzangst, sie nahm gänzlich Besitz von mir. Es schien plötzlich, als wäre mein Leben komplett bedroht, und alle Sicherungen brannten durch. Und auf einmal fand ich mich über der Kloschüssel wieder. Als ich mein Erbrochenes darin sah, war ich völlig verzweifelt. Nie hätte ich gedacht, das jemals wieder erleben zu müssen.

Panik ergriff mich und ich wandte mich ans Pflegepersonal, das geduldig für mich da war. Am folgenden Tag sprach ich mit meinem Therapeuten darüber, in dessen Augen mein Rückfall kein Drama war. Aber ich konnte mir nicht vergeben, und mit dem Überschreiten dieser unsichtbaren Grenze durch meinen ersten Rückfall rutschte ich wieder mitten hinein in die Sucht. Es war grauenhaft, mich völlig machtlos dagegen zu fühlen und wieder von etwas Stärkerem als meinem eigenen Willen übernommen zu werden. Mein Therapeut gab mir den Rat, die Rückfälle zu akzeptieren. Aber ich wollte es nicht wahrhaben und tröstete mich erneut mit der Hoffnung, bald wieder aufhören zu können. Es sollten aber weitere fünfzehn Jahre vergehen, eh sich die Bulimie endgültig von mir verabschiedete – zum Glück wusste ich das nicht.

Zurück im Leben

Dann ergab sich meine Wohnsituation wie von selbst. Ich fand ein Zimmer in einem Übergangswohnheim für suchtkranke Frauen. Es war ein großes Haus mit Garten am Rande von Stuttgart, eine kirchliche Einrichtung. Hier lebten sechzehn Frauen, alle kamen gerade aus einer stationären Therapie und wir lebten in einer Art Wohngemeinschaft. Die Miete war niedrig und es gab bestimmte Auflagen, die man erfüllen musste. Einmal pro Woche fand eine Gruppentherapie statt und außerdem ein Einzelgespräch. Der Schwerpunkt lag in der Wiedereingliederung ins Leben und die Berufswelt.

Mein Therapeut aus der Klinik hatte mir angeboten, mich ambulant weiter zu betreuen. Aber ich glaubte, mir stünde das nicht zu, da sich alle Frauen im Wohnheim von ihrem Therapeuten trennten; alle Kliniken außer der meinen waren zu weit entfernt. Ich wollte keine Ausnahme sein, denn ich hatte große Angst davor, Neid auf mich zu ziehen und wieder als Sündenbock zu enden. Also lehnte ich das Angebot ab, was ein großer Fehler war. Der Trennungsschmerz war kaum auszuhalten. Ich weinte und schrie mir den Schmerz aus der Seele, kotzte ihn ins Klo, ich schrieb und malte. Aber all das schien nicht auszureichen, um das auszudrücken, was ich fühlte. Ich vermisste diesen Menschen so sehr, dass ich glaubte, daran zu sterben. Und obwohl ich mir selbst die Trennung auferlegt hatte, kam es mir vor, als wenn er mich verlassen hätte.

Die Einzelgespräche im Wohnheim waren lausig. Sie fanden bei einer Psychologie-Studentin statt, die hier ein Praktikum machte und der ich bald aufhörte zu erzählen, was wirklich los war, weil sie damit nicht umgehen konnte. Die Leiterin des Hauses war wirklich guten Willens, hatte aber wenig Ahnung. Das einzige Licht war ein erfahrener Therapeut von außerhalb, der jede zweite Woche die Gruppentherapie leitete und selbst trockener Alkoholiker war. Wenn die Gruppe ohne ihn stattfand, wurde nur nett geschwafelt, aber wenn er da war, hatte alles Tiefe, war spannend und alles machte einen Sinn.

In dieser Zeit erlebte ich alles sehr intensiv – ob es sich nun um meinen Trennungsschmerz handelte oder das Grün meiner Pflanzen –, ich nahm alles intensiver als sonst wahr. Plötzlich konnte ich die Zwischentöne hören, all die Feinheiten zwischen den Noten. Ich genoss die Stille zwischen allem und mein Alleinsein. Es kam mir vor, als sei ich das erste Mal wirklich präsent. Trotz allem Schmerz und der Rückkehr der Bulimie waren Frieden, Liebe und Zufriedenheit in mir und ich fühlte mich verbunden und getragen von einer sehr starken Kraft. Meine Existenzangst verschwand und stattdessen wuchs mein Vertrauen ins Leben und in mich selbst. Alles, was ich tat, bereitete mir Freude: mein Zimmer einzurichten, zu malen oder schreiben, sogar mein vorübergehender Job, bei Nachbarn zu putzen. Alles, was ich tat, machte ich mit Totalität, voller Hingabe und Liebe, und es erfüllte mich. Alles hatte eine gewisse Einfachheit und war genau so wie es war perfekt und voller Zauber. Dieser Zustand verlor sich im Laufe der Monate wieder, aber das Bewusstsein blieb, dass es so etwas gibt.

Das Wohnheim war eine diakonische Einrichtung. Die beiden Damen, die es leiteten, waren zwar sehr nett, doch spürte ich auch ihre christliche Moral, die bei mir Schuldgefühle weckte, besonders auch, weil ich wieder bis zum Hals in der Bulimie steckte. Die Sucht ernährt sich von der Heimlichkeit und ich fand in der Umgebung keine Möglichkeit, damit ins Licht zu treten. Ich hielt es ganze zwei Monate aus, dann zog ich fluchtartig in eine Wohngemeinschaft im Stuttgarter Villenviertel. Wir waren zu acht und ich fühlte mich sofort wohl.

Zu meiner großen Freude gab es auch ein Klavier und eine Klavierlehrerin, und so begann ich mir einen Traum zu erfüllen – ich lernte Klavier spielen. Durch das Instrument tat sich mir eine völlig neue Welt auf. Ich liebte es, auf diesem wunderschönen alten Klavier zu üben. Es war, als würde sich meine Seele dabei mit Gott verbinden. Ich vergaß dabei alles, auch mein Essproblem, und täglich verschwand ich für mehrere Stunden in den Klängen, die meine Finger erzeugten, machte rasch Fortschritte und genoss das. Ich liebte meine

Freunde, die ich in der Wohngemeinschaft kennenlernte, und auch aus meiner Klinikzeit blieben welche übrig. Es war schön, wieder mit Menschen in Kontakt zu sein, zusammen Unternehmungen zu machen und mich auszutauschen. Es berührte mich, dass Leute überhaupt an mir interessiert waren, wenn ich dennoch das Gefühl hatte, nicht beziehungsfähig zu sein.

Eine besondere Freundin, die ich aus der Klinik kannte, war Sabrina. Wir trafen uns häufig. Sie war einst wegen eines Selbstmordversuchs eingeliefert worden und litt unter heftigen Essstörungen. Ich liebte ihre Ehrlichkeit und bewunderte die kompromisslose Art, mit der sie manchmal auch Leute vor den Kopf stieß. Sie war eine dieser Menschen, die sich immer für andere aufgeopfert hatte und dabei selbst fast zugrunde gegangen wäre. Und davon hatte sie nun die Nase voll. Schon in der Klinik fand ich es beachtenswert, wie sie wagte, sich selbst treu zu sein. Dafür respektierte ich sie sehr. Ich konnte gut damit umgehen, weil ich so gut verstand, warum sie manchmal so radikal sein musste, und wünschte mir, ich wäre genauso energisch. Nach ihrer Entlassung aus der Klinik ging es ihr sehr gut. Sie sah fantastisch aus, ernährte sich gut, tanzte und schwamm viel und machte ihre Ausbildung als Krankenschwester zu Ende, sie gehörte zu den Klassenbesten. Wir ähnelten uns in vielerlei Hinsicht und waren doch so verschieden. Wir teilten unsere Liebe zur Kunst und die tiefe Sehnsucht nach Heilung. Wir konnten den Schmerz und die Freude des anderen nachvollziehen und hatten den gleichen, etwas skurrilen Humor. Eine von uns brauchte oft nur ein Wort zu sagen, damit die andere zu lachen anfing. Manchmal lagen wir regelrecht am Boden vor Lachen, und die anderen begriffen nicht, was wir denn so lustig fanden. Es war die Absurdität des Lebens, die uns zum Lachen brachte, die Idiotie, die hinter allem Leiden steht – dies hatten wir ja beide zu Genüge selbst erfahren.

Plötzlich aber brach Sabrina den Kontakt ab, schloss sich in ihr Zimmer ein und nahm in einem Monat zwanzig Kilo zu. Anfangs versuchte ich noch mit ihr in Verbindung zu bleiben, aber sie ließ mir keine Chance. Zu gut kannte ich diese Situation selbst, oft genug hatte ich Freunde auf diese Weise vergrault, habe weder das Telefon abgehoben, noch die Tür geöffnet. Die Kontakte, nach denen ich mich so sehr sehnte, waren mir dann im Weg. Es war furchtbar, Sabrina dabei zuzusehen, wie sie sich den Strick um den Hals immer enger zog, und doch wusste ich, dass ich sie in den Abgrund ziehen lassen musste in der Hoffnung, dass sie sich ganz unten wieder fängt. Zudem war auch ich wieder mitten in der Sucht und konnte mir selbst nicht helfen.

Die Schule hatte angefangen, meine Mitschüler und ich saßen sehr motiviert in den Schulbänken. Es waren absurde Mengen Unterrichtsstoff, die wir in unsere Köpfe zu stopfen hatten, aber ich war aufmerksam und fleißig und ein halbes Jahr später hielt ich ein sehr gutes Zwischenzeugnis in den Händen. Nach wie vor hatte ich täglich Essanfälle, mal weniger, mal mehr, aber viele Mahlzeiten überstand ich auch ohne mich hinterher zu übergeben. Ich begann wieder eine ambulante Therapie, wurde aber mit dem Therapeuten nicht warm und brach sie nach kurzer Zeit ab.

Bretter, die die Welt bedeuten

An einem Wocheenende besuchte ich einen Workshop an diesem kleinen Theater, das mich während meiner Klinikzeit so fasziniert hatte und wo ich seither kein Stück im Spielplan ausließ. Es war schön, den Schauspielern so nah zu kommen, und das Feuer für die Bühne entfachte sich wieder in mir. Ein paar Tage später begegnete mir einer der Schauspieler auf der Straße und zwischen uns entstand ein langes Gespräch, in dem ich ihm von meinem Traum erzählte, selbst auf der Bühne zu stehen. Er bot mir an, mich zu unterrichten. Mein Lehrer war streng und ich hatte etwas Angst vor seiner Autorität, aber dadurch nahm ich den Unterricht sehr ernst und übte viel. Wir arbeiteten an meiner Stimme und meinem schwäbischen Akzent, den glattzubügeln eine herausfordernde Aufgabe war.

Für den Unterricht musste ich nichts bezahlen und manchmal fragte ich mich, was denn der Beweggrund meines Lehrers war. Er versuchte auch nicht, sich mir sexuell zu nähern. Vielleicht war es einfach nur ein Geschenk, eines dieser vielen, wundervollen Geschenke, die das Leben immer wieder macht.

Wenig später begann ich auch Schauspiel- und Rollenunterricht zu nehmen, bei einem anderen Schauspieler meines Lieblingstheaters. Der Unterricht fand auf der Bühne statt und ich genoss es, auf diesen wundervollen Brettern zu stehen, die mir die Welt bedeuteten. Meine erste Unterrichtsstunde verbrachte ich damit, mit einem Tennisschläger auf einen Strohballen einzuschlagen. Laut meinem Lehrer war ich zu zurückhaltend für die Bühne und sollte lernen, mehr aus mir herauszugehen. Er empfahl mir Bioenergetik. Ich erinnerte mich an den Therapeuten, der alle zwei Wochen im Frauenwohnheim die Gruppentherapie leitete, und daran, dass er eine Praxis hatte, in der er Rolfing- und außerdem auch Bioenergetik-Sitzungen gab. Ich setzte mich mit ihm in Verbindung.

Durch seine Hilfe begann ein sensationeller Befreiungsprozess in mir. Er löste durchs Rolfen tiefe Verspannungen und verschaffte mir nach und nach das Gefühl, wieder in meinen Körper einzuziehen. Oft kamen dabei starke Gefühle wie Wut oder Schmerz hoch, die ich dann mithilfe von bioenergetischen Übungen ausdrücken konnte. Ein Jahr lang ging ich einmal pro Monat zu ihm für eine dreistündige Sitzung, die jedesmal stark nachwirkte und einen tiefen Veränderungsprozess in Gang setzte.

Neben dem Schauspielunterricht und der Sprecherziehung begann ich bei einer Theatergruppe mitzuspielen, bei der ich die Hauptrolle in einer Inszenierung bekam. Ich war sehr mit Proben und Textlernen beschäftigt, zusätzlich ging ich auch noch zur Schule und alles zusammen war etwas zu viel. So wog ich ab, was mir wichtiger war, und entschied mich, für die Schauspielerei zu gehen und die Schule abzubrechen. Ich wollte endlich Nägel mit Köpfen machen, ließ mir Bewerbungsunterlagen von diversen Schauspielschulen zukommen und begann mich mit Hilfe meiner Lehrer für die Aufnahmeprüfungen vorzubereiten. Um mich finanziell über Wasser zu halten, nahm ich einen Aushilfsjob in einem alternativen Café an. Aber jetzt passierte etwas Eigenartiges mit mir. Während ich in der Theatergruppe über mich hinaus gewachsen war und alle mit meinem Talent überraschte, wurde ich, sobald ich mit Profis zu tun hatte und als angehende Schauspielerin dastand, gehemmt und traute mir nichts mehr zu. Mein eigener Perfektionismus stellte sich mir in den Weg und ich rutschte in eine Art Lähmung, in der ich zu einem Schatten meiner selbst wurde. Es schien nicht in meiner Macht zu liegen, das aufzuhalten.

Die Aufnahmeprüfungen rückten näher. Monatelang hatte ich mich vorbereitet. Im Schnitt gab es pro Schule zehn Plätze und tausend Bewerber. Am Morgen der Prüfung wurde einem gesagt, wann man mit dem Vorsprechen dran war, dann wartete man stundenlang, bis endlich diese fünf Minuten kamen, in denen jeder bereit war, alles zu geben. Ich öffnete die Tür und stand einem Gremium fremder Menschen gegenüber, vor denen ich dann einen Seelen-Striptease machen sollte und die dann darüber entschieden, ob ich für die Schule geeignet war oder nicht. Bei manchen Vorsprechen konnte ich meine vorbereiteten Rollen zu Ende vortragen, doch oft wurde ich einfach mittendrin unterbrochen. Am Ende des Tages wurde dann bekannt gegeben, wer genommen wurde. Dann flossen viele Tränen und neunhundertneunzig Hoffnungen erloschen. Auf diese Weise machte ich dreizehn Aufnahmeprüfungen und verlor nach jeder mehr an Selbstbewusstsein.

Zwischenzeitlich spielte ich an einem kleinen, halbprofessionellen Theater bei einigen Produktionen mit und verdiente meine ersten keinen Gagen. Aber auch hier holten mich Angst und Verspannung ein. Es war mein eigener Anspruch, der mich lähmte seitdem ich beschlossen hatte, meinen Traum zum Beruf zu machen. Es war die Angst zu versagen, die mich scheitern ließ, auch wenn ich tief in mir wusste, dass ich Talent hatte.

Rebirthing und Rohkost

Mir war klar, dass meine Unfreiheit auf der Bühne mit meinen inneren Konflikten zu tun hatte. Immer stieß ich auf dieselben Blockaden, im Atem, der Stimme und im Selbstausdruck. Es war wie ein Knoten in mir und ich wusste nicht, wie ich den lösen konnte. Dann hörte ich von diesem Therapeuten, der mit Atmung und Selbstausdruck arbeitete. Seine Arbeit nannte sich Rebirthing-Therapie und ich schöpfte Hoffnung, auf diesem Weg weiterzukommen. Ich vereinbarte ein Vorgespräch und suchte das kleine Häuschen auf, das neben einer Stuttgarter Hauptverkehrsstraße völlig versteckt lag.

Beim Eintreten war mir, als käme ich in eine andere Welt. Es roch nach Räucherstäbchen, die Räume waren sehr klar, freundlich und erfüllt von einer ganz zarten Schwingung. Ich fühlte mich wohl. Die indische Sekretärin brachte mich in einen Raum, der sehr spärlich eingerichtet war, und bat mich, auf einem Kissen auf dem Teppichboden Platz zu nehmen. Es gefiel mir hier. Der Therapeut kam und setzte sich zu mir auf den Boden. Er war ein gut aussehender großer Mann in Jeans, mit schulterlangen braunen Haaren und einer interessanten, sehr erotischen Ausstrahlung.

Ich erzählte ihm in groben Zügen meine Geschichte. Er hörte mir zu, stellte ein paar Fragen und sprach das Wichtigste auf ein Diktiergerät. Am Ende erklärte er mir, dass ich in die Atemgruppe aufgenommen sei. Mir fiel ein Stein vom Herzen. Bevor ich ging, empfahl er mir noch, mich von Rohkost zu ernähren, das würde mich zum einen durchlässiger für die Therapie machen und außerdem könnte ich die Bulimie dadurch besser loslassen. Statt der üblichen Kalorien sollte ich einfach Karotten in mich stopfen, falls ich trotz Rohkost noch immer das Bedürfnis zum Überessen hätte. Ich würde selbst von zehn Karotten nicht dick und somit wäre das Erbrechen überflüssig.

Seit Beginn der Bulimie hatte ich mich viel mit alternativer Ernährung beschäftigt. Während meiner Essanfälle stopfte ich alles wahllos in mich hinein, je fetter und ungesünder, desto besser. Aber wenn ich plante nicht zu erbrechen, wählte ich die Nahrung sehr sorgfältig und schaute danach, leicht verträgliches Essen zu mir zu nehmen. Ich fühlte mich schnell zu voll und hatte einen Widerwillen dagegen, ungesundes Essen zu verdauen. So hatte ich im Laufe der Jahre mehrere Phasen durchlaufen: Eine Zeit lang aß ich noch Müsli. Später begann ich mich für Vollwerternährung zu interessieren, ein großer Bestandteil davon waren immer Joghurt und Quark, weil das nicht so schwer im Bauch lag und nicht so viele Kalorien hatte.

Außerdem war ich inzwischen zur Vegetarierin geworden. Als mir der Therapeut von Rohkost erzählte, leuchtete mir das ein. Ich stellte von heute auf morgen meine Ernährung radikal um, aß nichts Gekochtes mehr, trank weder Kaffee noch Alkohol und hörte sogar das Rauchen auf. Ich las Bücher über Rohkost, tausche mich mit anderen darüber aus und wurde im Handumdrehen zu einer fanatischen Rohköstlerin. Es schien das Allheilmittel zu sein und ich konnte schon bald nicht mehr verstehen, wie man überhaupt noch Gekochtes essen konnte. Nach einer anfänglichen Entgiftungsphase begann ich mich sehr wohl in meinem Körper zu fühlen, bekam eine wunderschöne Haut und fühlte mich klar und wach. Die Theorie mit den zehn Karotten ging zwar nicht auf, denn es machte keinen Unterschied, von was ich mich zu voll fühlte. Es war auch jetzt noch eine Gradwanderung, zwischen „hungrig" und „zu voll" die Balance zu finden. Meine Essanfälle reduzierten sich aber enorm.

Die Nahrungsumstellung sensibilisierte mich. Die Therapiegruppe, die zweimal die Woche stattfand, brachte viel in Bewegung und alles zusammen brach viele alte Strukturen auf. Es schien mir, als finge nach langer Zeit das Leben wieder an zu fließen, mein Selbstvertrauen wuchs und ich hatte das Gefühl, Berge versetzen zu können. In der Gruppe versuchten sich alle so zu ernähren und auch der Therapeut aß Rohkost (sagte er zumindest). Außer mir hatten aber alle Probleme es konsequent durchzuziehen und bei Ausrutschern ein schlechtes Gewissen. Ich liebte diese Ernährung und hatte nicht das Gefühl, etwas zu vermissen.

Die Gruppensitzungen begannen immer mit Atmen. Über längere Zeit atmeten wir schnell ein und aus, währenddessen lief laute Musik. Meistens kamen dabei Emotionen hoch, die wir versuchen sollten auszudrücken. Es gab eine Menge Kissen und Tennisschläger zum Rumschlagen, man konnte schreien oder weinen oder tanzen, was immer man wollte; der Therapeut und die Co-Therapeuten unterstützten uns dabei. Es kam viel Wut in mir hoch und da ich mich in der Umgebung sehr gehalten fühlte, verlor ich schnell die Hemmungen, meine Gefühle durch Schreien oder Schlagen auszudrücken. Hinterher saßen wir dann auf dem Boden im Kreis und sprachen über alles. Die Atmosphäre war sehr warmherzig und, umhüllt von den Klängen beruhigender New Age Musik und dem Duft von Räucherstäbchen, fühlte ich mich geborgen und mein Herz öffnete sich. Ich liebte die Offenheit und Natürlichkeit, mit der wir uns begegneten. Aber immer, wenn ich diesen Ort verließ, war mir, als würde ich unter eine kalte Dusche gestellt. Die Welt da draußen war so gnadenlos.

Als ich eines Nachts von der Gruppe heim kam, lag ein Geburtstagspaket meiner Mutter vor der Tür – mehrere Wochen nach meinem Geburtstag. Beim Öffnen kam mir ein Haufen Ramsch entgegen, lauter billiger Schund, den sie wahrscheinlich mal irgendwo als Werbegeschenk bekommen hatte und in einem ihrer unzähligen Schränke für diese Gelegenheiten sammelte. Am meisten ärgerte ich mich über eine Dose Schokoladenbonbons, denn sie wusste ja inzwischen von meiner Bulimie und dass ich mit Süßigkeiten nicht umgehen konnte. Rasch packte ich alles zusammen und schrieb einen Brief dazu, sie solle mir in Zukunft entweder etwas schenken, was ich mir wünschte, oder es einfach bleiben lassen. Am nächsten Tag schickte ich das Paket zurück.

Kurz darauf war Weihnachten, ein Fest, das alle meine Geschwister mit meiner Mutter gemeinsam feierten; nur ich fehlte. Ich wollte mir dieses Fressgelage ersparen, bei dem es laut und chaotisch zuging und ich immer das Gefühl hatte, unterzugehen. Mein Bruder erzählte mir später am Telefon, dass mein Paket das Thema des Abends gewesen sei und alle entrüstet über mein Verhalten waren. Diesmal ließ ich mir keine Schuldgefühle machen, ich wusste, dass ich nichts Falsches getan hatte. Meine Mutter auch, denn sie begegnete mir seither mit mehr Respekt.

Ich hatte mich bereits ein halbes Jahr von Rohkost ernährt, als ich eines Abends einen Bissen Schafskäse aus einem griechischen Salat versuchte. Kaum hatte ich davon probiert, konnte ich nicht mehr aufhören. Eine riesige Gier nach Gekochtem tat sich plötzlich in mir auf und augenblicklich brach mein ganzer „Rohkosthimmel" zusammen. Ich fühlte mich schuldig und schwach und wollte wieder aufhören mit „diesem Gift". Aber je mehr ich das wollte, desto mehr verfiel ich der „Hölle". Was dann entstand war eine Multiplikation meiner Essstörung. Denn jetzt war in mir nicht nur der Konflikt zwischen schlank sein und satt sein wollen, sondern auch die Spaltung in gute rohe und schlechte gekochte Nahrung. Früher versagte ich mir Schokolade, Nudeln und Eiscreme, weil das Dickmacher sind. Aber jetzt waren jede Suppe und jegliches gekochtes Gemüse schon verboten. Ich war der Überzeugung, dass Gekochtes giftig sei, und wollte mich ja nicht vergiften. Doch ich konnte auch die Finger nicht mehr davon lassen; je eindringlicher ich es mir verbot, desto stärker wurde das Verlangen. Aber ich kannte ja das Allheilmittel dagegen und meine Bulimie wurde schlimmer denn je zuvor.

Ich stürzte mich auf alle „verbotenen Lebensmittel", je ungesünder und fetter, desto besser! Hunger und Gier machten sich in einem mir bisher unbekannten Ausmaß breit. Schließlich beschloss ich, der Gruppe davon zu erzählen.

Mein Therapeut fragte mich, ob es mir ernst damit sei, die Bulimie loszulassen. Ich hatte bei der Frage das Gefühl, keine Wahl zu haben und sagte Ja. Dann musste ich mich in die Mitte der Gruppe stellen und den anderen durch meine Stimme und Körperhaltung glaubhaft vermitteln, dass ich wirklich aufhören wollte. Ich versuchte mein Bestes, wiederholte immer wieder, dass ich bereit war aufzuhören, und am Ende dieser Gruppensitzung schloss ich einen Vertrag mit der Gruppe und dem Therapeuten, der aus dem Versprechen bestand, nicht mehr zu erbrechen und für jeden Rückfall hundert Mark der Welthungerhilfe zu spenden.

Die Welthungerhilfe wäre ein reiches Unternehmen geworden, hätte ich mich an den Vertrag gehalten, und nach den ersten Rückfällen wurde mir klar, dass ich das nicht bezahlen konnte. Danach hatte ich bei jeder Gruppensitzung Angst, dass mein Vertrag zur Sprache kommen würde. Es fragte aber niemand mehr danach. Meine bisherige Offenheit ging mit dem Versuch, das auch weiterhin zu vertuschen, verloren und die Therapie machte eigentlich keinen Sinn mehr. Ich wollte um jeden Preis zur Rohkost zurückkehren, und da ich es nicht schaffte Gekochtem zu widerstehen, begab ich mich in eine Umgebung, in der es nichts Gekochtes gab.

Im Rohkostparadies

Ich las ein Buch von einem Mann, der ein Rohkostzentrum in Frankreich gegründet hatte, und war tief beeindruckt von seiner Geschichte, in der er seinen Krebs durch Rohkost geheilt hatte. Er lebte jetzt mit seiner Frau und den sechs Kindern in einem Schloss auf dem Land, wo sie Kuren anboten und Krankheiten heilten. Was mich ganz besonders beeindruckte war, dass er auch über einen spirituellen Aspekt von Rohkosternährung schrieb. So behauptete er, dass wir, sobald wir von der „Verschmutzung" durch gekochtes Essen gereinigt sind, friedlicher werden und offener für feinere Schwingungen. Das Buch weckte in mir die Hoffnung auf einen Ort, wo es einerseits nur Rohkost gab und auf der anderen Seite Menschen, die wie ich auf der Suche nach etwas Höherem waren.

Ich meldete mich für eine Kur an und trampte nach Frankreich. Das Schloss war ein Traum, es bestand aus vier Gebäuden und befand sich auf einem großen Gelände mitten in der Natur. Im Garten gab es einen Swimmingpool und im Kaminzimmer stand ein Klavier. Es war Frühling und in mir schrie mal wieder alles nach Neubeginn! Ich nahm an einem Kurs über den richtigen Umgang mit Rohkost teil und begann voller Elan das Erlernte umzusetzen. Kein Wunder, dass es mir nicht gelungen war, mit der Rohkost klarzukommen, wo ich doch all dies nicht gewusst hatte! Wieder verschwand die Bulimie vorübergehend, nicht weil es mir wirklich gut mit dem Essen ging, sondern weil ich fest daran glaubte, das Richtige zu tun.

Aber dann verging die anfängliche Euphorie wieder und die Bulimie kam zurück. Daran änderte auch die Tatsache nichts, dass alles was ich zu mir nahm roh und biologisch war und ich es in der richtigen Reihenfolge zu mir nahm. Trotzdem beschloss ich, mein Leben in Deutschland aufzugeben und ganz hierher zu ziehen. Ich begann in der Küche zu arbeiten, dafür konnte ich kostenlos essen und bekam einen Schlafplatz im Turmzimmer, das ich mit zehn anderen teilte. Es wurde Sommer. Das Leben erschien mir trotz allem paradiesisch. Ich spielte häufig Klavier, verbrachte die Tage neben dem Arbeiten am Swimmingpool oder im Garten und in den Nächten legten wir uns, eingehüllt in unsere Decken, in den Schlossgarten, wo wir eng zusammenrutschten, um uns gegenseitig das Gefühl von Geborgenheit zu geben.

Um mein Zimmer aufzulösen und ein paar Dinge zu holen, fuhr ich per Anhalter für kurze Zeit zurück nach Stuttgart. Es fand sich schnell ein Nachmieter und dann bot mir ein Freund an, dass er mich eine Woche später mit nach Frankreich nehmen würde. So verbrachte ich einige Tage in Stuttgart ohne Ziel und Aufgabe, auf den Tag der Abfahrt wartend. Es war ein warmer Sommertag, ich schlenderte auf der Stuttgarter Einkaufsmeile herum, kaufte mir hier und da etwas zu essen und fragte mich, warum ich denn nur essen musste und mir dieser wunderschöne Tag nicht genügte, als ich plötzlich Musik hörte, die meine Lebenslust weckte. Sie kam von zwei Straßenmusikern. Nachdem ich ihnen kurz zugehört hatte, ging ich weiter, denn immerhin war ich mitten in einem Essanfall. Und plötzlich wurde mir schmerzlich bewusst, wie ich mich selbst um alles beschnitt, was mir Spaß machte. Ich entschloss, eine Toilette zu suchen und mich zu erbrechen, um dann rasch zur Musik zurückzukehren. Aber als ich zurückkam, hatten sie aufgehört zu spielen und ich kam mir so dumm vor.

Wenigstens hatte ich aufgehört zu essen und genoss jetzt den Tag und die Sonne. Als ich so weiterschlenderte, begegnete mir einer der Musiker und ich sprach ihn an. Zwischen uns entwickelte sich ein ausgiebiges Gespräch über Stunden und schließlich lud ich ihn auf eine Tasse Tee in mein noch vorhandenes WG Zimmer ein. Auch das Teetrinken dehnte sich aus, die Unterhaltung war spannend und erfrischend und als es Abend wurde, beschlossen wir gemeinsam im Wald zu übernachten. Ausgerüstet mit Federdecke und Kopfkissen, betteten wir uns zwischen die Bäume. Bis zu dem Zeitpunkt wollte ich eigentlich nur mit einem netten Menschen in der Natur übernachten. Doch dann gaben wir uns einen Gutenachtkuss und die Berührung war wie ein elektrischer Schlag, der nach mehr verlangte.

Genauso wie unsere Unterhaltung geflossen war, floss plötzlich die sexuelle Energie zwischen uns und ich erlebte eine der erotischsten Nächte meines Lebens. Über Stunden liebten wir uns, ich floss von einem Orgasmus zum nächsten, stöhnte laut und verlor komplett die Kontrolle. Als wir am nächsten Morgen aufwachten, fragte er mich, wie ich denn eigentlich hieße. Wir lachten, er sagte, er heiße Sebastian; wir zogen uns an, er brachte mich nach Hause, fragte nach der Adresse von meinem Schloss in Frankreich, und wir verabschiedeten uns. Ich wollte so schnell wie möglich alleine sein. Irgendwie war ich beschämt darüber, mich so gehengelassen zu haben. Außerdem waren wir uns so schnell so unglaublich nah gekommen und ich hatte das dringende Bedürfnis, mich wieder abzugrenzen. Ich tat das mit der altbewährten Methode: durch Essen und Erbrechen. Und ich war froh, dass ich zwei Tage später wieder in meinem Rohkostparadies sein würde, wo Sebastian nicht hingehörte.

Der Sommer war wunderschön und viele nette, offenherzige Besucher kamen vorbei, um eine Kur zu machen. Aber es fiel mir immer mehr auf, dass unter den Leuten, die fest dort lebten, etwas Merkwürdiges, Verschlossenes war. Aber ich konnte nicht richtig ausmachen, was das war. Schließlich begann ich einen Blick hinter die Fassaden zu werfen. Das Ehepaar, das das Zentrum leitete, gab sich nach außen hin als glücklich verheiratet. Aber in Wirklichkeit lebte sie alleine, während er sein Bett mit einem zwanzig Jahre jüngeren Mann teilte. Er hatte eine Theorie entwickelt, die darin bestand, dass wahre Liebe nur zwischen Gleichgeschlechtlichen stattfinden könne. Er hatte aus seinem Schwulsein eine Weltanschauung gezimmert, deren Fundament die Reinigung des Körpers und der Seele durch Rohkost war. Und da er schon am längsten Rohköstler war, hatte er auch den besten Durchblick! Gelegentlich vergriff er sich auch sexuell an Kindern, was laut seiner Theorie ein heiliger Akt war. Er war bereits einmal dafür im Gefängnis gewesen. Seiner Frau konnte man ansehen, dass sie sehr unter der Situation litt und ihren Mann noch immer gerne zurückgehabt hätte.

Allmählich begann ich zu begreifen, warum hier alle so verschlossen waren und keiner der jungen Männer sich traute, etwas mit einer Frau anzufangen. Denn in der Theorie des Leiters war die sexuelle Beziehung zwischen Mann und Frau etwas Unreines. Nur als Dritte im Bunde von zwei Männern war eine Frau erlaubt.

Der Leiter gab Kurse, in denen er seine eigenartige Theorie lehrte und sie als Metapsychoanalyse verkaufte, und ich begann sie in mein Glaubenssystem einzubauen, obwohl sich in mir viele Widerstände meldeten. Ich hörte nicht auf meine innere Stimme, wie viele andere, bei denen sich auch Protest regte. Seine eigenen Kinder hielten ihn für einen Idioten und verachteten ihn, weil er sie benutzte, um das Image einer heilen Familie aufrechtzuerhalten, sich aber in Wirklichkeit nicht um sie kümmerte.

Und sie hassten ihn für das, was er ihrer Mutter antat. Zwei Jahre später starb sie dann an Unterleibskrebs, nach fast dreißig Jahren Rohkosternährung, obwohl es laut deren Theorie bei Rohköstlern keinen Krebs gibt. Die Widerstände in mir wuchsen. Dann musste ich nach Stuttgart zurück, weil ein Stück am Theater wieder aufgenommen wurde und sie mich brauchten. Ich war froh, wegzukommen. Ein Freund, der auch hier in Frankreich war, stellte mir seine Stuttgarter Wohnung zur Verfügung. Dort verschanzte ich mich vor der Welt, kochte mir Unmengen Nudeln, legte mich damit aufs Sofa vor den Fernseher und aß und kotze und aß und kotzte – immer wieder. Aber die Enttäuschung darüber, wie sich mein Traum in einen Albtraum verwandelt hatte, ließ sich nicht rauskotzen. Alles, an was ich geglaubt hatte, brach zusammen.

Am Wochenende spielte ich am Theater, mehr recht als schlecht und während der Woche verdiente ich mir etwas

Geld an Kunstschulen als Aktmodell. Die Arbeit machte mir Spaß. Ich liebte es, in absoluter Bewegungslosigkeit dazusitzen und gleichzeitig die Spannung zu halten. Es machte mir nichts aus nackt zu sein, und die Atmosphäre in den Kunstschulen gefiel mir. Ich traf mich wieder mit Sebastian, er war ungewöhnlich und eigen, machte weder in seiner Musik noch in seinem Leben Kompromisse, und das imponierte mir. Unsere Treffen waren schön, der Sex mit ihm wild und verspielt und inzwischen hatte ich keine Schuldgefühle mehr, das zu genießen. Aber ich war auch nicht offen dafür, ihm wirklich zu begegnen. Ich fühlte mich innerlich so zerrissen und was ich in den vergangenen Monaten erlebt hatte, arbeitete in mir. Als nach sechs Wochen das Theaterstück wieder abgesetzt wurde, ging ich zurück nach Frankreich.

Der Sommer war zu Ende und im Schloss mit seinen Steinmauern wurde es kalt. Ich verabscheue Kälte. Seit meiner Essstörung friere ich extrem schnell. Ich arbeitete in der zum Schloss gehörenden Firma, abgeschottet im Büro und nahm Obstbestellungen aus Deutschland an. Biologische Früchte aus der ganzen Welt wurden importiert und einmal pro Woche ein LKW beladen, der von Frankreich aus Deutschland belieferte. Jetzt kamen nur noch vereinzelt Besucher vorbei und ich fühlte mich immer mehr isoliert und unglücklich. Die Verschlossenheit unter den Schlossbewohnern war unerträglich und die Theorie des Leiters kam mir immer dämlicher vor. Um dem Ganzen zu entkommen, begann ich gelegentlich nach Paris zu fahren, um dort Steaks mit Pommes zu essen. Etwas in mir schrie danach, zu sündigen. Irgendwie musste ich meinen Widerstand ausdrücken und wie immer tat ich es übers Essen und auf eine Weise, mit der ich mir selbst schadete. Auch die Rohkost, die ich zwischenzeitlich in Unmengen zu mir nahm, erbrach ich regelmäßig. Für meine Zähne war das schlimmer als alles, was ich ihnen bisher angetan hatte, denn die Säure des Obstes griff sie sehr an. Ich bibberte vor Kälte. Der einzige Ort, an dem ich nicht fror, war die Badewanne. Ich sehnte mich so sehr nach Wärme in jeglicher Hinsicht. Alle redeten entweder von Metapsychoanalyse oder vom Essen, davon, welche Fehler man in der Zusammenstellung der Nahrung gemacht hatte, ob man besser mehr Obst oder mehr Gemüse essen solle, wie man ausreichend Proteine bekam und was es mit dem permanenten Hungergefühl auf sich hatte. Es ging mir auf die Nerven und ich fragte mich, ob ich vielleicht nicht die Einzige war, die eine Essstörung hatte. Mir wurde klar, dass ich hier mein Essproblem nicht heilen würde. Und so trampte ich mitten im tiefsten Schneegestöber nach Stuttgart zurück.

Verloren in der Großstadt

Es folgte eine Zeit, in der mir einfach nichts gelingen wollte und der Boden unter meinen Füßen zusammenzubrechen schien. Ich hatte kein Zuhause, wohnte bei Bekannten, hatte kein Geld. Sebastian hatte aufgegeben auf mich zu warten und eine andere Frau getroffen. Ich war zutiefst depressiv.

Heiliger Abend in Stuttgart
Ich gehe in eine öffentliche Toilette –
Zum Kotzen.
Im Klo nebenan schnarcht ein Penner.
Erschreckend kommt mir in den Sinn,
dass es auch mir so ergehen könnte.

Ich beschloss, wieder in die Offene Psychiatrie zu gehen, in der ich Jahre zuvor gewesen war und in der noch immer der Therapeut arbeitete, den ich so gerne mochte. Ich wurde aufgenommen, allerdings sollte ich aus therapeutischen Gründen von einem anderen Kollegen betreut werden. Schon beim ersten Gespräch war mir klar, dass er kein Herz hatte, sondern nur einen studierten Kopf. In seiner Gegenwart fühlte ich mich wie ein Objekt und er inspirierte mich zu folgenden Zeilen:

Und der Psychologe, dieses Arschloch,
tut, als wenn er mit der stinkenden Jauche,
die aus mir quillt, nichts zu tun hätte.
Distanziert betrachtet er meine Entartung.
Doch ich wette, dass er im Geheimen
Genau das gleiche Ferkel ist wie ich,
nur wahrscheinlich etwas verklemmter
und weniger mutig.
Ich bin sein Studienschweinchen,
sein Ersatz
für nicht erfahrene Selbsterfahrung.

Ich mochte ihn nicht und er mochte mich nicht. Um in die verschiedenen Therapieprogramme aufgenommen zu werden, forderte er von mir, die Rohkostideologie aufzugeben, aber das war mir zu dem Zeitpunkt nicht möglich. Das Ganze war so tief in meinem Glaubenssystem verankert, dass es Feingefühl gebraucht hätte, um mich da rauszuholen. Ich wehrte mich dagegen, mich von ihm zu etwas zwingen zu lassen, zumal ich ihm nicht vertraute. Außerdem war ich verwirrt, denn schließlich hatte mich ein Therapeut zur Rohkost gebracht und nun sollte ich wegen eines anderen Therapeuten die Rohkost wieder aufgeben? So saß ich meine Zeit in der Klinik ab und wurde zu keinen therapeutischen Maßnahmen, außer Einzelgesprächen, zugelassen. Dabei fing ich wieder an zu rauchen. Es dauerte nicht lange eh ich die Klinik wieder verließ.

Ich habe keine Lust mehr,
mich durch irgendein Sieb pressen zu lassen,
damit ich in den Brei passe.
—

Geld besorgen, losziehn,
hier und da Nahrung kaufen,
dort essen gehen, da ein Klo aufsuchen,
beobachten, ob ich nicht beobachtet werde,
immer auf der Hut sein,
immer genau abchecken,
ob da keiner ist, der mich kennt.
Fressen, flüchten, unentwegt davon rennen.
Die Zeit ist lang, doch ich mache sie mir kurz

und sie rennt mir davon.
Ich bin alleine und habe Angst vor dem,
was ich da zurichte,
doch noch bin ich eingetaucht
in den Rausch der Illusion.
Schnell noch ein Kilo Nudeln gekocht
Und eilig verschlungen.
Kotzen, trinken, kotzen, trinken, kotzen,
damit auch der Rest rausgeht.
Alles sauber abwaschen,
damit es niemand merkt.
Erschöpft ins Bett fallen.
Erwachen mit einem üblen Gefühl –
und einem schlechten Gewissen.
Augen zumachen
und wieder in den Rausch eintauchen!
Zwischen Butterbrezeln und Currywürsten
Belebt sich mein Gemüt,
durch meinen Mund fließt Energie
und wieder ist da die Illusion, zu leben.
Und jeden Tag aufs Neue platzt die Seifenblase,
wenn mir der Stoff ausgeht
oder spätestens,
wenn ich vor der Kloschüssel hocke
und einfach nicht mehr kann.
Bitte hilf mir, Gott
Dass ich mich selbst ertragen kann,
wenn ich morgen früh aufwache!
–

Freiheit ist,
Gewohnheiten jederzeit aufgeben zu können,
ohne sie durch andere einzutauschen.

Die Vorstellung, wie es mit mir weitergehen sollte, begann mich zu ängstigen. Es schien alles immer weiter in eine Sackgasse zu führen, und um die niederschmetternden Gefühle zu ertragen, trank ich immer öfter Alkohol und aß und erbrach mich noch mehr. Mein Körper rächte sich, indem ich häufig krank wurde. Wie an einen Strohhalm klammerte ich mich an die Hoffnung auf einen erneuten Klinikaufenthalt und beantragte ein Vorgespräch in einer psychosomatischen Klinik. Das Gespräch schockierte mich.

Der Therapeut sagte mir, dass er den Eindruck habe, ich sei schon zu kaputt, um überhaupt noch eine Therapie zu machen, und dass er nicht viel Sinn in einer Behandlung sehe. Niedergeschmettert gab ich meine Hoffnung auf einen weiteren Klinikaufenthalt auf. Ich fragte mich, wo denn auf dem Planeten mein Platz sei, trank viel Bier und verschlang dabei ganze Familienpizzas.

Im Theater wurde nochmals für sechs Wochen ein Stück aufgenommen, in dem ich mitwirkte, aber in den weiteren Produktionen war ich nicht eingeplant. Das kränkte mich zwar, aber ich konnte es auch keinem übel nehmen, denn mir war selbst klar, dass ich schlecht spielte. Ich beschloss, die Schauspielerei aufzugeben.

Fernweh

In mir machte sich Fernweh breit und der Gedanke, in ein exotisches Land zu reisen, gab mir etwas Hoffnung. Vielleicht würde da etwas passieren, was mein Leben veränderte. Ich begann von einem ausgedehnten Thailandurlaub zu träumen, begab mich auf Jobsuche, um das Urlaubsgeld zu verdienen, und fand eine Anstellung als Bedienung in einem Steakhaus! Ich arbeitete voller Engagement, aber der Job war stressig und ich kam mir vor, als würde ich wie eine Zitrone ausgepresst. Wenigstens war während der Arbeitszeit mein Kopf beschäftigt und nach Feierabend bekam ich für wenig Geld so viel Essen wie ich wollte. Der Stress, die Schichtarbeit und das raue Betriebsklima machten mir zu schaffen. Mein ohnehin angegriffener Körper begann zu rebellieren, meine Magenschleimhaut entzündete sich wiederholt, was mir entsetzliche Schmerzen bereitete.

Mein Nervenkostüm wurde immer dünner und eines Morgens wusste ich, dass ich nicht mehr konnte. Mein Arzt bescheinigte mir einen Nervenzusammenbruch und schrieb mich bis auf weiteres krank, mit der Auflage, mir einen stationären Therapieplatz zu suchen und bis zur Aufnahme eine ambulante Therapie zu machen. Kaum hatte ich aufgehört zu arbeiten, ging es mir besser. Einmal pro Woche ging ich jetzt zu einer Therapeutin, die mich liebevoll begleitete, und bald fand ich auch einen stationären Therapieplatz, auf den ich allerdings einige Monate warten musste. So begann ich mich erst mal nach einem Gelegenheitsjob umzuschen. Da ich öfters zum Tanzen in die Bhagwan-Disco ging, fragte ich dort, ob sie jemanden im Service bräuchten. Ich hatte Glück. Kurz drauf lief ich mit Tablett und Kellnertasche um die Tanzfläche, nahm Bestellungen auf und sammelte leere Gläser ein. Es war aufregend, mit den „Sannyasins" zusammenzuarbeiten. Sie kamen mir vor, wie Menschen von einem anderen Stern und ich war schon immer neugierig auf sie gewesen. Ein bisschen minderwertig fühlte ich mich allerdings, weil ich keine von ihnen war und nicht so einen exotischen Namen hatte.

Die Arbeit machte mir aber Spaß und es dauerte nicht lange, eh ich mich in einen der Sannyasins verliebte. Wir verbrachten unsere Tage und Nächte zusammen und bald schon planten wir eine gemeinsame Reise nach Indien zum Zentrum der Sannyasins in Poona und ich sagte die stationäre Therapie ab. Sandhan lebte zusammen mit zwei anderen Sannyasins; das war die ordentlichste Wohngemeinschaft, die ich jemals gesehen hatte. Alle Räume waren minimalistisch eingerichtet und wirkten sehr klar. In seinem Zimmer befand sich lediglich ein Futon, den er tagsüber zusammenrollte, eine Pflanze, ein Bild von Osho, ein Kassettenrecorder und ein paar sauber zusammengelegte Klamotten. Er verbrachte die Wintermonate immer in Poona und im Sommer verdiente er sein Geld im „Westen". Viele Sannyasins lebten so und aus diesem Grund hielten sie ihre Habe gering.

Vor der ersten sexuellen Begegnung mit Sandhan hatte ich ziemlichen Schiss, denn ich kannte die Geschichten von der freien Sexualität, die man immer zu hören kriegt, wenn von Osho und seinen Anhängern die Rede ist. Bald schon wurde mir aber klar, dass da nicht viel dran war. Mein Freund war kein guter Liebhaber, hatte auch selten Lust auf Sex und immer seltener überhaupt Lust auf mich. Bald verstand ich nicht mehr, warum wir eigentlich zusammen waren, und litt unter dem Gefühl, von ihm weggestoßen zu werden. Ich hatte keine Ahnung, was er an mir auszusetzen hatte.

Die Nachtarbeit in der Disco und die Lautstärke wurden mir bald zu viel und wieder wurde ich krank. Ich lag mit einer Stirnhöhlenvereiterung und einer entzündeten Magenschleimhaut flach. Und anstatt gut für mich zu sorgen, versuchte ich der Situation, in der ich vor allem mit mir selbst konfrontiert war, auszuweichen, aß und erbrach mich extrem oft, was wiederum meine Gesundheit verschlechterte.

Indien

Endlich kam der Tag unserer Abreise. Ich hatte einen Großteil meiner Sachen weggeworfen und war über alles, was ich losgelassen hatte, unendlich erleichtert. Das Wenige, das ich behielt, stellte ich bei Freunden unter. Nun war ich vogelfrei und befand mich im Anflug auf Indien. Es war Anfang Februar 1992, ich war siebenundzwanzig Jahre alt. Mein Freund sagte mir, dass mich ein Kulturschock erwarten würde. Ich war gespannt.

Und dann, morgens um vier Uhr, betrat ich zum ersten Mal indischen Boden. Das Erste, was mir auffiel, war ein Gestank, den ich nicht zu beschreiben vermag, den aber jeder, der schon in Indien war, kennt und oftmals liebt, da er einfach zum Ankommen dazugehört.

Hunderte von Menschen reihten sich an den Schaltern der Passkontrolle ein, und wir bewegten uns allmählich nach vorne. Obwohl ich wenig geschlafen hatte, war ich hellwach und beobachtete mit Staunen das Treiben der vielen verschiedenartigen Menschen. Alles hier war völlig anders als in Europa, sodass es mir ein Rätsel war, wie sich beide auf ein und demselben Planeten befinden konnten. Routiniert und gelangweilt stempelte der Mann am Schalter die Pässe ab und weckte in mir die Assoziation von einer Maschine. Endlich waren wir durch. Als wir auf unser Gepäck warteten, zogen auf dem Laufband so allerhand merkwürdige Gepäckstücke an uns vorüber: riesige Kartons, die mit Schnüren zusammengehalten wurden, unglaublich große, alte Koffer, ebenfalls mit Schnüren umwickelt. Alle Gepäckstücke sahen abgenutzt aus und wirkten überladen, als könnten sie jeden Augenblick auseinanderfallen.

Vor dem Flughafen wurden wir von einer wild durcheinander rufenden Menschenmasse empfangen, die uns ihre Dienste als Träger oder Taxifahrer anboten oder uns ein Hotel vermitteln wollten. Das Chaos war beeindruckend. Wir nahmen ein Taxi zum Bahnhof, wo wir ein paar Stunden auf den Zug nach Poona warteten. Der Tag brach gerade an und es lag eine mystische Stimmung in der Luft. Später im Zug versank ich in einen tiefen Schlaf und erwachte erst wieder, als wir in Poona einfuhren.

Von Kulturschock konnte ich nichts feststellen, im Gegenteil, alles erschien mir vertraut und bekannt, so als wäre ich nach langer Zeit endlich wieder nach Hause gekommen. Ich fühlte mich auf Anhieb wohl. Wir nahmen eine Riksha zum

Ashram und gingen dort zuerst ins „Welcome-Center". Hier saßen Männer und Frauen in weinroten langen Kleidern hinter Marmortischen, wo von einer freundlichen, ruhigen Person unsere Personalien aufgenommen wurden. Dann machten wir im benachbarten Krankenhaus einen Aids-Test, auf dessen Ergebnis wir einige Stunden warten mussten. Zwischenzeitlich bezogen wir ein Hotel, kauften uns eine weinrote Kutte, die vorgeschriebene Kleidung im Ashram, und eine weiße für die allabendliche Meditation. Dann wurde uns ein negativer Aids-Test ausgehändigt und schließlich unser „Gate-Pass" ausgestellt. Ich streifte mein rotes Gewand über und betrat voller Erwartungen die „Osho Commune International".

Was mich hinter der Pforte erwartete, übertraf alle meine Vorstellungen. Was für eine Schönheit! Was für ein Zauber! Was für eine Harmonie! In weinrot gekleidete Menschen pulsierten auf den aus Marmor gepflasterten Wegen wie Blut durch eine Ader. Sie hatten etwas Göttliches in der Art, wie sie sich bewegten, sich begegneten, umarmten und lachten. Ich kam mir vor wie in einem Märchenland. Rings herum waren Pflanzen, Wasserspiele, Statuen – der Ashram war riesig. Die Wege führten zu diversen Gebäuden, die zum Teil nur aus einem Dach und Pfeilern bestanden. Klänge schwangen durch die Lüfte und in der Atmosphäre lag etwas Unerklärliches. Ich war fasziniert, tauchte ins Geschehen ein und schwelgte in einem Gefühl, das ich lange vermisst hatte: zur richtigen Zeit am richtigen Ort zu sein.

In den folgenden Tagen war ich damit beschäftigt, den Platz zu erkunden. Es gab eine Abteilung für kreative Künste, eine für die heilenden Künste und eine für *Martial Arts,* die Kampfkünste des Ostens. Dann waren da zwei schwarze Pyramiden in denen sich riesige Gruppenräume befanden, es gab einen Buchladen, ein Kiosk, eine Boutique und mehrere Selbstbedienungsrestaurants und Cafés, eine Bar und einen Garten, in den man sich zurückziehen konnte. Eine Vielzahl von Gruppen, Ausbildungen und Einzelsitzungen konnte man in der „Plaza" buchen, ein überdachter Platz mitten auf dem Hauptgelände. Die Kommune bestand aus drei Geländen, die durch zwei kleine Straßen voneinander getrennt waren. Außerdem gab es um die Ecke ein Stück heruntergekommenes Land, aus dem ein meditativer Park werden sollte und im Ashram-Gelände wurden gerade Tennisplätze und ein Swimming Pool gebaut.

Die große Meditationshalle, die Buddhahalle genannt wurde und bis zu zehntausend Leute fassen konnte, bestand aus hellem Marmorboden, einem flexiblen Dach, von dem riesige Moskitonetze bis zum Boden hingen. Hier fanden tagsüber Meditationen statt. Die drei wichtigsten waren die *Dynamische Meditation, Kundalini* und *White Robe Brotherhood.* Die Dynamische war morgens um sechs Uhr und war, wie der Name schon sagt, sehr dynamisch und für meinen Geschmack äußerst anstrengend. Aber alle sagten, wie gut es sei, sie zu machen, und deshalb überwand ich mich gelegentlich dazu. Die Kundalini-Meditation am Nachmittag war nicht so anstrengend und machte mir Spaß. Für die abendliche Meditation kamen alle frisch geduscht in weißen Roben ab sechs Uhr zur Buddhahalle gelaufen. Tausende Paar Schuhe wurden in Schuhregale gestellt und barfuß bewegte man sich zu einem der Eingänge, suchte sich einen Platz auf dem Marmorboden und breitete darauf sein Meditationskissen aus. Alle Gesichter blickten in Richtung eines weißen Sessels, der auf einem Podium stand, in dem Osho bis zu seinem Tod vor einem Jahr noch selbst gesessen hatte, wenn er zu seinen Sannyasins sprach. An der Seite saßen Musiker, die zu Beginn die Meditation begleiteten. Einige Leute standen auf und bewegten sich dazu, dann wurde die Musik energischer und immer mehr Leute begannen zu tanzen, die Rhythmen wurden schneller und schneller, bis schließlich alle die Arme in die Luft warfen und ein gemeinsames „Osho" riefen. Das widerholte sich drei Mal und dann wurde es ganz still, nur das Knirschen des Bambus im Wind war noch zu hören, und der gelegentliche Schrei eines Pfaus, und hin und wieder auch eine vorbeifahrende Riksha. Alle setzten sich und vorne wurde eine Leinwand heruntergelassen und es begann die Videoaufzeichnung einer der zahllosen Diskurse, die Osho zu Lebzeiten gehalten hatte. Im Film betrat er den Raum, seine Hände zu einer Begrüßung aneinander gelegt.

Sein Gesicht war mir in den vergangenen Monaten viel begegnet. Überall, wo ich mit Sannyasins zu tun hatte, hingen Bilder von ihm, sei es in der Disco oder in der Wohngemeinschaft meines Freundes. Ihn nun im Video zu sehen war eigenartig, aber auch irgendwie vertraut. Er sah freundlich aus, nett und auch verschmitzt. Er ließ seinen Blick von links nach rechts durch die Menge wandern und es kam mir alles ein bisschen vor wie in einem Science Fiction Film. Ich war misstrauisch und voller Angst, manipuliert zu werden.

Osho setzte sich, die Sannyasins verbeugten sich im Film und auch hier in der Halle. Dann begann er Fragen zu beantworten, die ihm gestellt wurden. Ich hatte etwas Mühe, sein indisches Englisch zu verstehen, driftete schnell ab und fühlte mich unbehaglich in der Menge, aus der ich nicht entfliehen konnte. Mir wurde allmählich kalt, es fiel mir schwer, ruhig zu sitzen und es kam mir ewig lang vor. Zwei Stunden später war der Diskurs vorbei und nach und nach erhoben sich die weiß gekleideten Menschen, verließen die Halle und suchten in den Massen von Schuhen nach ihrem eigenen Paar.

Neben diesen drei, laut Osho, wichtigsten Meditationen, gab es noch allerlei andere. Besonders schön fand ich eine Sufi-Meditation, die *No-Dimension* hieß, und eine, die sich *Nadabrahma* nannte. Aber es gelang mir nicht wirklich, ein Fan von irgendeiner Meditation zu werden. Da war etwas Ambivalentes in mir; auf der einen Seite spürte ich, wie gut es mir tat zu meditieren, es brachte mich in mein Zentrum und befriedigte ein tiefes Bedürfnis, bei mir selbst und ungestört zu sein. Und irgendwie wusste ich auch, dass in diesem Zentrum der Schlüssel zur Lösung meiner Probleme lag. Aber ich wurde da auch mit allem konfrontiert, wovor ich schon immer weggelaufen war: meinem Alleinsein, der Leere und der Grenzenlosigkeit. Ohne hinzuspüren, was mich daran so sehr erschreckte, mied ich die Meditationen und verurteilte mich dafür.

In der Kommune waren mehrere Tausend Menschen aus der ganzen Welt zu Gast. Man lebte in gemieteten Zimmern oder Wohnungen in der Nähe und bewegte sich dann zu Fuß, per Fahrrad, Motorrad oder Riksha fort. Die Gegend heißt Koregaon Park und war Teil eines besseren Viertels von Poona. Im Laufe der Jahre gab es immer mehr Wohnhäuser, Restaurants und Läden, die sich auf die Bedürfnisse der Sannyasins einstellten. Auf dem Weg zum Ashram gab es eine Schar von Bettlern und Verkäufern, die einem auf sehr penetrante Weise Geld abknöpfen wollten und den Weg oft stressig machten, aber dem Ganzen auch einen gewissen Charme verliehen. Im Laufe der Zeit gewöhnte ich mich an sie und ihre monoton wiederkehrenden Sprüche in indischem Englisch. Sie zeigten einem oft sehr deutlich, ob man innerlich stabil war oder nicht. Bei der leisesten Unsicherheit bissen sie sich an einem fest, bis man ihnen gab, was sie wollten, um sie loszuwerden. Wenn man selbstbewusst war, perlten sie an einem ab wie Wasser auf einer fettigen Oberfläche.

Zum Stadtzentrum fuhr man mit der Riksha. Die Fahrt, die ungefähr eine halbe Stunde dauerte, war ein Abenteuer. Im Gegensatz zur Ruhe in der Kommune war das ein Schock: Lärm, Gehupe, Chaos, Gestank. Jedes Mal wunderte ich mich darüber, dass der Verkehr trotz seiner Undurchsichtigkeit funktionierte, und fand das Chaos großartig. Was für ein Gegensatz zum Verkehr in Deutschland, wo alles geregelt und strukturiert ablief. Das Bummeln im Stadtzentrum war faszinierend. In den kleinen Gassen war ein reges Treiben: Frauen in bunten Saris, Kinder, junge und alte Männer, auf Fahrrädern oder mit Karren. Es gab viele kleine Läden, bunt und einfach. Und alles war so billig, dass sogar ich es mir leisten konnte. Das erste Mal in meinem Leben fühlte ich mich reich und ich genoss den Überfluss.

Schon nach kurzer Zeit hatte ich Freunde gefunden und

fühlte mich zu Hause. Ich trennte mich von Sandhan und entdeckte, dass an dem Mythos von der feien Sexualität doch etwas dran war. Es gab so unglaublich viele interessante und schöne Männer und es fiel mir leicht, Verabredungen zu treffen. Ich hatte eine Vielzahl herzlicher und erotischer Begegnungen und ich liebte die Natürlichkeit, mit der das hier passierte. Manchmal entstanden daraus Freundschaften und manchmal sah man sich nie wieder. Ich wollte mich nicht binden, fand die unterschiedlichen Energien und Berührungen spannend und genoss es, begehrt zu werden.

Zwei Wochen nach meiner Ankunft, in der Stillephase der Dynamischen, kam in mir völlig unerwartet der Wunsch auf, Sannyasin zu werden. Überrascht über mich selbst und ohne zu wissen, warum ich das plötzlich wollte, begab ich mich noch am selben Tag ins „Büro", um mich dafür anzumelden. Nur wenige Tage später wurde ich dann eingeweiht und erhielt meinen neuen Namen: *Samarpan Prita*, was übersetzt „Hingabe mit Freude" bedeutet. Der Moment, als ich die Übersetzung las, war einer dieser Augenblicke, in denen man wahrnimmt, dass das Leben einfach stimmig, in Synchronizität ist. Mein neuer Name trug genau den Schlüssel in sich, den ich brauchte. Von nun an war Osho mein Meister, es entstand eine tiefe Verbindung, die auf Liebe und Vertrauen basierte und in den folgenden Jahren noch tiefer werden sollte.

In der anfänglichen Begeisterung meines Ashram-Aufenthalts glaubte ich, meine Bulimie losgeworden zu sein. Ich war voller Liebe, es gab weder Angst noch Widerstände. Und ich war davon überzeugt, dass dieser Zustand ewig anhalten würde. Doch dann ließ der Zauber allmählich nach und meine Muster begannen erneut an meinem Frieden herumzunagen, bis ich ihnen schließlich nachgab und bald meine täglichen Essanfälle brauchte wie die Luft zum Atmen. Einen kleinen Trost hatte ich: Das Essen in Indien war wesentlich billiger! Es war so absurd, auf der Straße abgemagerten Bettlern zu begegnen und gleichzeitig zu wissen, dass ich selbst mein Essen wieder erbreche. Und dennoch änderte diese Tatsache weder an der Realität des Bettlers etwas noch an meiner Bulimie.

Wo ich auch war, ob im Himmel oder in der Hölle, die Bulimie war immer an meiner Seite und allmählich begann ich, das als feststehende Tatsache hinzunehmen. Zwar änderte sich nichts an der Scham und dem Versteckspiel anderen gegenüber, aber in mir entspannte sich etwas. Ich hörte auf, dagegen anzukämpfen. Wenn ich schon bis an mein Lebensende mit dieser Obsession verbringen sollte, dann wollte ich trotzdem noch Spaß haben. Und den hatte ich. Ich lernte viele Menschen aus der ganzen Welt kennen. Sie schienen genauso heimatlos wie ich zu sein und wie ich auf der Suche nach etwas, das tief in einem danach schreit, gefunden zu werden. In dieser Gruppe war ich wie in einer großen Familie geborgen und gleichzeitig frei und ohne Verpflichtungen. Ich schwebte durch die Gänge der Kommune, traf hier und da auf ein Lächeln, eine Umarmung oder ein Gespräch. Ich meditierte manchmal, machte gelegentlich eine Therapiegruppe und nach einigem Zögern meldete ich mich sogar für eine Theatergruppe an. Eigentlich hatte ich mir vorgenommen nie mehr eine Bühne zu betreten, aber etwas zog mich nach wie vor zum Theater hin. Und ich hatte die heimliche Hoffnung, dass ich das, was mich in den vergangenen Jahren im Theater so leiden ließ, hier heilen könnte. Die angebotene Gruppe nannte sich Zen-Theater – das hörte sich vielversprechend an.

Am ersten Morgen, als sich die Teilnehmer trafen, war ich sehr aufgeregt. In dem großen Gruppenraum gab es eine Bühne und einige Kleiderständer mit Kostümen. In den folgenden Tagen und teilweise Nächten machten wir Übungen, Meditationen, Spiele, kleine Aufführungen, zu zweit, in Kleingruppen und in der gesamten Gruppe. Es gab Raum für Absurdes, zum Lachen, Weinen, für Wut, zum Rumtollen, Ernstsein, für Stille, Chaos und für tiefe Begegnungen mit anderen und sich selbst. Die anfängliche Gehemmtheit verschwand ziemlich rasch. Jeder Einzelne öffnete sich und es entstand eine liebevolle und mitfühlende Atmosphäre, die einem den Mut gab, noch ein Stück weiter zu gehen.

Mit zunehmendem Kontakt zu mir selbst verschwand auch die Angst, auf der Bühne etwas falsch zu machen. Der Erfolgsdruck, der durch den Versuch professionell zu sein auf mir lastete, verschwand. Ich hörte auf, mich auf der Bühne durch die Augen der anderen zu betrachten.

Kurz darauf fand ich mich schon in der nächsten Theatergruppe, in der ich als Helfer teilnehmen konnte. In den kommenden Jahren machte ich bei unzähligen Theatergruppen, Projekten und Aufführungen mit, und meine Ansicht über die Schauspielerei veränderte sich grundlegend und gab mir wieder Selbstvertrauen in meine eigene Kreativität. Ich verlor die erfolgsorientierte Sichtweise und lernte, dass ich mein Publikum mit Ehrlichkeit und Authentizität wirklich berühren kann, und deshalb ein tiefer Kontakt zu mir selbst die Grundlage ist.

Doch meinem Alleinsein konnte ich auch hier nicht entfliehen. Es begegnete mir immer dann, wenn eine Gruppe zu Ende war und die tiefe Vertrautheit, die während der gemeinsamen Zeit entstanden war, sich mit einem Schlag auflöste. Dann fühlte ich mich verlassen und verloren. Ich begriff nicht, was mit mir passierte, nur dass ich unentwegt essen und erbrechen musste. Und obwohl ich viele Leute kannte, gab es niemanden, dem ich mich damit hätte anvertrauen wollen oder in dessen Armen ich mich hätte ausweinen können. Ich war mir selbst zu viel und wollte mich niemandem zumuten, versteckte alles unter einer Maske, fühlte mich wie ein Zombie und wirkte wahrscheinlich auch so. Gleichzeitig schrie in es in mir nach Erlösung und Heilung. Um mich abzulenken, stürzte ich mich in Affären. Und jede Begegnung brachte Aufregung, Hoffnung und Schmerz. Manchmal hatte ich sogar zwei Verabredungen an einem Tag. Aber nach was ich eigentlich suchte, fand ich nicht, denn ich war nicht in der Lage, wirklich Nähe zuzulassen, und so fand ich auch keine Intimität, die mich hätte nähren können. Stattdessen kreierte ich immer mehr Chaos mit Männern und das Jonglieren mit den diversen Liebhabern wurde anstrengend. Alle schienen an mir zu zerren und mein Verhalten verletzte sie.

Um Abstand zu bekommen, fasste ich den Entschluss ans Meer zu fahren. Am Abend um fünf Uhr sollte die Busfahrt nach Goa an der „German Bakery" losgehen. Das war der

Platz, an dem sich Weltenbummler von überall trafen, Tee tranken, Kuchen aßen, quatschten. Der Bus kam wie üblich mit Verspätung und der Sitzplatz, den ich gebucht hatte, war außer an mich auch noch an einen Inder verkauft worden. Nach einigem Hin und Her gab es eine nicht nachvollziehbare Lösung, die immer mal wieder ins Schwanken geriet, wenn an einer Haltestelle ein Passagier einstieg, der auch ein gültiges Ticket für einen bereits belegten Platz hatte. Ich blieb sitzen, wo ich war, und der junge Mann neben mir auch. José kam aus Spanien, er reiste durch Indien, um Urlaub zu machen und sich nach schönen Dingen umzusehen, die er in Spanien verkaufte. Die Sitze im Bus waren sehr eng, durchgesessen und die Federn drückten am Hintern. Der Bus ratterte durch die Nacht und schüttelte uns kräftig durch, es war unmöglich, während dieser zwölfstündigen Fahrt auch nur ein Auge zuzutun.

José und ich erzählten uns Geschichten aus unserem Leben, um die Zeit zu überbrücken, und zum Schluss tauschten wir unsere Telefonnummern aus – bei mir war das eine Nummer von jemandem, der auf alle Fälle immer meine aktuelle Adresse kannte.

In Goa angekommen mietete ich mir ein kleines Häuschen in Meeresnähe und ein Motorrad, mit dem ich die Gegend erkundete. Ohne Helm, nur in leichten Klamotten, jagte ich durch die Landschaft und genoss die Freiheit, die mir die Maschine durch das Drehen am Gashebel gab. Die Sonne und das Meer gaben mir neue Kraft und ich verwöhnte mich mehrmals täglich mit Fischspezialitäten, die hinterher gleich wieder im Klo landeten.

Wie absurd das alles war! Ich genoss meine äußere Freiheit und litt an meiner inneren Gefangenschaft, der zu entkommen unmöglich zu sein schien. Und durch die äußere Freiheit wurden meine inneren Fesseln besonders deutlich. Es kam mir vor wie eine unheilbare Krankheit, mit der ich mich infiziert hatte und mit deren Existenz ich mich bis zum Tod abfinden musste. Ich sehnte mich so sehr nach Stille, Frieden und Abgeschiedenheit. Und gleichzeitig gab es nichts, wovor ich mehr Angst hatte, als diesem Alleinsein zu begegnen, wo ich in der unendlichen Leere verlorenzugehen glaubte.

Nach einer Woche begann ich Poona zu vermissen mit all den dazugehörigen Freunden, Männern und willkommenen Ablenkungen. Ich bestieg den Nachtbus und nahm voller Vorfreude die Tortur der Rückfahrt auf mich. In der Kommune herrschte Aufbruchsstimmung, es wurde Mai, die Hitze unerträglich und der Monsunregen schickte seine ersten Vorboten. Tagsüber wurde es so heiß, dass ich mich nur noch wie in Zeitlupe bewegen konnte, und selbst die kalte Dusche half nur für wenige Augenblicke. Ich wurde krank, bekam starken Durchfall und sehnte mich danach, dieser entsetzlichen Hitze zu entkommen.

Gleichzeitig lähmte mich die Angst vor dem, was mich in Deutschland erwarten würde. Ich würde völlig ohne Geld sein, ohne Arbeit und ohne Wohnung, weit weg von meinen Freunden, ganz auf mich gestellt.

Kulturschock und Viva Espania!

Als mich das Flugzeug in Deutschland ausspuckte, hatte ich den Kulturschock, der mir vor einem halben Jahr für Indien prophezeit worden war. Alles erschien mir grau, kalt und leblos, ich fühlte mich verloren und allein gelassen. Ich kam bei einem Bekannten unter, er stellte mir in seiner winzigen Einzimmerwohnung, wo er vereinsamt auf dem Lande lebte, sein Bett zur Verfügung und schlief selbst auf dem Sofa. Während der nächsten Wochen aß ich mich bei ihm durch. Tagsüber, während er arbeitete, war ich allein. Ich wollte niemanden sehen, sondern nur essen, erbrechen und nebenbei fernsehen. Vielleicht wäre ich noch länger in diesem gottverlassenen Dorf geblieben, hätte ich nicht eines Nachts die Hand meines Bekannten zwischen meinen Beinen gespürt.

Am darauf folgenden Tag verabschiedete ich mich und setzte mich in den Zug nach Stuttgart, wo ich wenig später einen Anruf von José erhielt, den ich im Bus nach Goa kennengelernt hatte. Er lud mich zu sich nach Bilbao ein, und ohne lange zu zögern fuhr ich wenig später per Anhalter los. Freundlich wurde ich in Spanien empfangen. José, den ich zwar nicht gut kannte, aber der mir beim Wiedersehen sofort vertraut erschien, brachte mich zu seiner Wohnung. Hier war alles angefüllt mit Schätzen von seinen Reisen durch die ganze Welt. Ich fühlte ich wohl und war aufgeregt über das Neue, was mir hier in diesem fremden Land mit diesem fremden Mann begegnete.

José war sensibel und hübsch dazu und es dauerte nicht

lange, bis wir im Bett landeten, wo er mich mit nicht geahnter Wildheit angenehm überraschte. Unser Zusammensein machte mir Spaß und Spanien faszinierte mich. Alles hatte einen gewissen Reiz durch seine Fremdartigkeit, die Sprache, die anderen Lebensgewohnheiten und Umgangsformen, das wärmere Klima hier und es war toll, so nah am Meer zu wohnen. José bot mir an, mit ihm auf Fiestas und Märkten zu verkaufen und das erschien mir wie ein Geschenk des Himmels. Die Wochen vergingen in einer Art Flitterwochen, in der wir seelenruhig in den Tag hinein lebten und unser gemeinsames Leben genossen. Wir teilten unsere Liebe für gesundes Essen und verbrachten viel Zeit damit, wunderbare Rohkostgerichte zu kreieren, und zu Beginn hatte ich keine Probleme, alles in mir zu behalten. Oft fuhren wir ans Meer und ab und zu auch zu einer Fiesta, um seine Restbestände zu verkaufen, aber das wirkliche Arbeiten verschoben wir auf den Tag, an dem neue Ware kommen würde. Irgendwann wurden wir nervös, denn sie kam nicht und der Ertrag aus den Restbeständen reichte selbst für eine Person nicht, geschweige denn für uns beide. Und allmählich wurde es mir wieder zu eng. Immer mit jemandem zusammen zu sein überforderte mich. Ich konnte mich nicht mehr von ihm abgrenzen und mich nicht mehr als eigenständige Person wahrnehmen.

Um ab und zu alleine zu sein, begann ich „spazieren zu gehen" – mehrere Stunden am Tag: Meine Spaziergänge führten zu Kneipen und Supermärkten, wo ich Essen kaufte, es verschlang und erbrach. Ich kreierte mir auch hier meine Route wie immer, verprasste dabei das Geld, das ich auf den

Märkten verdiente und ließ José im Unklaren darüber, was mit mir los war. Er merkte nur, dass ich mich ihm entzog und dabei irgendwie Geld ausgab. Mein Verhalten löste bei ihm Unverständnis und Wut aus. Und je wütender er wurde, desto unerträglicher war es, mit ihm zusammen zu sein.

Ich fühlte mich, als würde mir die Luft zum Atmen entzogen, unsere Beziehung bewegte sich in Richtung Abgrund. Nach wie vor kam keine neue Ware an und alles um uns schien sich gegen uns zu verschwören: Das Auto ging kaputt, die Märkte, auf denen wir verkauften, waren schlecht besucht und meistens regnete es genau an den Tagen, an denen wir da waren. An einem Wochenende waren wir mehrere Stunden zu einem Markt gefahren, hatten unser Zelt auf dem Zeltplatz aufgestellt und dann begonnen, unseren Stand aufzubauen. Schon begann es zu regnen und es regnete sich richtig ein, sodass wir den Entschluss fassten, alles abzubrechen. Beim Weg zum Zeltplatz scherzten wir über die Negativität unserer Umstände und sagten, dass nun bestimmt das Zelt unter Wasser stünde. Und so war es dann auch. Schlecht gelaunt packten wir zusammen, warfen das nasse Zelt in den Kofferraum und begaben uns auf den Rückweg. Während wir frustriert im Auto saßen, sagte ich zu ihm, unserer Beziehung sei zwischenzeitlich so negativ geworden, dass wir nur von Steinschlag zu reden bräuchten und schon würden uns Steine auf den Kopf fallen. Als ich diesen Satz gerade ausgesprochen hatte, brach ein Stück aus der Felswand und schleuderte auf unser Auto. In dem Moment fasste ich den Entschluss, ihn zu verlassen.

Peepshow

Ich hatte von einer Freundin eine Adresse von einer Peepshow in Madrid und wusste, dass viele weibliche Sannyasins
dort schnelles Geld verdienten. Zwar hatte sich Osho eindeutig gegen das Geschäft mit dem Körper ausgesprochen,
aber die Sehnsucht wieder nach Poona zu kommen war so
stark, dass ich bereit war eine Menge dafür zu tun. Außerdem war ich in Bezug auf Sexualität experimentierfreudig
und irgendwie auch naiv. Ich hatte lange gezögert, aber nun
sah ich keinen anderen Ausweg.

Der Boss sagte mir am Telefon, dass sie gerade Mädchen
bräuchten. Ich verabschiedete mich von José, der mich mit
einer Mischung aus Schmerz und Erleichterung ziehen ließ
und setzte mich in den Zug. Mit völlig naiven Vorstellungen
kam ich in Madrid an. Als ich mich durch die Eingangstür
wagte, hörte ich die Stimme des Moderators, der, ähnlich wie
auf dem Rummelplatz, die strippenden Mädchen auf der
Drehscheibe kommentierte. Das „Sexparadies" erstreckte
sich über mehrere Räume, die sauber und gepflegt waren.
Überall blinkten Lichter auf. Ich konnte die Drehscheibe
erahnen, auf der die Mädchen tanzten. Sie war umgeben von
kleinen Kabinen, in die einzelne Männer verschwanden
oder heraustraten. An einer Wand hingen Bilder von den
knapp bekleideten Stripperinnen.

Schüchtern wendete ich mich an einen jungen Mann, der
damit beschäftigt war die Kabinen zu reinigen. Er führte
mich zum Chef, einem gut aussehenden jungen Spanier, der
sehr freundlich war und fließend Deutsch sprach. Er erklärte

111

mir das Wichtigste, gab mir einen Vorschuss, um das notwendige Arbeitsmaterial zu besorgen, und ein anderer junger Mann erklärte mir diese neue Welt. Zuerst zeigte er mir, wo ich während des folgenden Monats schlafen würde: in einer kasernenartigen Wohnanlage, die nur ein paar Meter von der Peepshow entfernt war. Dann zogen wir los, um Stöckelschuhe, Tanga, BH und ein Tuch zum Unterlegen zu besorgen. Zuletzt wurde ich dem Hausfotografen vorgestellt, um einen Fototermin zu vereinbaren. Er war ein verklemmt wirkender Typ, der sich durch die Fotos eine goldene Nase verdiente. Nach einer schlaflosen Nacht ging es am darauffolgenden Tag gleich los.

Arbeitsbeginn war mittags um zwölf und Feierabend nachts um zwei, am Wochenende um vier Uhr. Ungefähr jede halbe Stunde war ich für drei Minuten mit Strippen dran. Dafür wurden uns Frauen am Monatsende umgerechnet zweihundert Mark pro Tag ausgezahlt. Aber das Meiste, so wurde mir gesagt, verdiene man mit Trinkgeld. Ich wurde den anderen „Mädchen" vorgestellt und die Frau des Managers, die auch als Stripperin arbeitete, erhielt den Auftrag, sich um mich zu kümmern. Sie war sehr nett und sah mit ihren langen blonden Haaren und kindlichem Unschuldsgesicht völlig brav aus. Wie eine gute Freundin erklärte sie mir, was ich zu tun hätte, gab mir Schminktipps, erklärte mir, wie man strippt und mit den Männern umgeht, gab mir Ratschläge, wie ich am besten mit den anderen Frauen klarkäme und stand mir bei, als ich voller Lampenfieber auf meinen ersten Strip wartete.

Als mir klar wurde, dass ich in wenigen Sekunden die

Drehscheibe betreten würde, um mich vor fremden Männern auszuziehen, schlug mir das Herz bis zum Hals. Ich sah noch, wie meine Vorgängerin ihre Sachen vom Boden auflas und mir beim Fortgehen ermutigend zulächelte. Jetzt musste ich springen – es gab kein Zurück. Fast gelähmt vor Angst passierte dann alles wie in Trance. Ich legte mein Tuch auf den Boden und begann mich auszuziehen, wobei ich meine Angst zu verbergen suchte. Ich kam mir völlig unbeholfen vor, machte alles viel zu schnell, sodass ich plötzlich keine Kleider mehr anhatte und es eigentlich nichts mehr zu tun gab als abzuwarten, bis die Zeit vorüber war.

Die Fenster der Kabinen begannen sich allmählich zu schließen, mein Strip schien keinen zu interessieren. Und plötzlich war ich allein. Irgendwie verletzte mich das, aber auf der anderen Seite war es mir recht, denn nun konnte ich wenigstens unter Ausschluss der Öffentlichkeit rumprobieren und meinen neuen Arbeitsplatz beschnuppern. Dennoch war ich stolz darauf, den Sprung gewagt und meine Angst überwunden zu haben – alles andere würde sich ergeben.

Während der ersten Tage war ich noch sehr gehemmt in Stöckelschuhen und Reizwäsche und kam mir auf der Drehscheibe vor wie bei einer Fleischbeschau. Es fühlte sich würdelos an, meine intimsten Stellen in einer völlig ungeschützten Atmosphäre zur Schau zu stellen und mich von völlig unbekannten Männern auf eine „Wichsvorlage" reduzieren zu lassen. Und während eine Seite von mir versuchte, so sexy wie möglich zu wirken, machte die andere einen Strich durch diese Rechnung, indem sie den Männern vernichtende Blicke zuwarf und eine miese, ablehnende Energie aussendete. Meistens führte das dann dazu, dass sämtliche Fenster ziemlich schnell zugingen sobald ich die Tanzfläche betrat und ich auch äußerst selten Besuch in der Solokabine bekam.

Das war blöd, denn hier konnte man das meiste Geld verdienen. Es handelte sich um ein kleines Räumchen, in dem man dem Kunden gegenübersaß, getrennt durch eine Glasscheibe, in der ein kleiner Schlitz fürs Trinkgeld war. Jede Frau hatte eine Nummer. Wenn dem Kunden auf dem Foto oder beim Tanzen eine Frau gefiel, wurde sie durch Drücken der jeweiligen Nummer in die Solokabine bestellt. Hier wurde dann übers Trinkgeld verhandelt und was er dafür zu sehen bekam. Ein einfacher Strip war am billigsten, dann folgte eine Masturbationsshow und gipfelte in einer Vibrator-Show. Während der Vorführung sahen wir Frauen den Kunden beim Onanieren. Meist beobachtete ich mich allerdings selbst in der Reflexion der Scheibe, was mir ein bisschen half, mich abzugrenzen. Die Verdienstmöglichkeiten in der Solokabine konnten sich sehen lassen, manche Frauen nahmen hier täglich bis zu tausend Mark ein. In der ersten Zeit bekam ich keinen Besuch in der Solokabine, aber ich tröstete mich mit dem Gedanken, am Ende wenigstens die Gage für den ganzen Monat, abzüglich meines Vorschusses zu bekommen. Wenig später begannen sich Kunden auch zu mir zu verirren.

Als Aufenthaltsraum für die Mädchen diente ein großes Zimmer, das mit Sofas ausgestattet war. Es gab eine kleine Küche, Waschgelegenheiten und einen Fernseher, der unentwegt lief und ständig für Streit sorgte. Jede Frau hatte einen Sitzplatz auf einem Sofa oder Sessel, den sie sorgfältig mit ihrem Tuch abdeckte und worauf sich keine andere setzen durfte. Es wurde peinlich genau auf Hygiene geachtet. Wir saßen entweder in Dessous oder im Bademantel rum, um auf unseren Auftritt auf der Drehscheibe oder in einer Solokabine zu warten. Es wurde gestrickt, gelesen, geschminkt, man unterhielt sich, tauschte Tipps über das Entfernen von Schamhaaren oder Erlebnisse in der Solokabine aus oder schaute fern.

Unser Team bestand aus vierzehn Frauen, die sich Kim, Valerie und Jeannette nannten, blond waren, rothaarig oder schwarz. Manche waren schlank, andere mollig, die einen hatten einen großen Busen, andere waren eher flach, es gab kindliche und reife Frauen, quasi eine für jeden Geschmack. Im Laufe der vielen Stunden, Tage und Wochen begann ich neben meiner Abscheu auch einen gewissen Spaß an der Arbeit zu entwickeln, meine Hemmungen verschwanden und eine exhibitionistische Ader in mir genoss das Spektakel. Inzwischen blieben die Fenster offen, wenn ich strippte, und es kam auch immer mehr Kundschaft zu mir in die Solokabine, wo sie mir eine unglaubliche Summe Geld gaben um sich, während sie mich anschauten, einen runterzuholen – das Ganze kam mir äußerst absurd vor.

Manche dieser Männer waren wirklich gut aussehend und ich fragte mich, warum sie es nötig hatten, hier in der Unterwelt für ihren Sex zu bezahlen. Die Antwort dafür bekam ich von den Frauen, die besser spanisch sprachen als ich und sich mit den Männern unterhalten konnten. Viele hatten eine schöne Frau zu Hause, was sie hierher lockte, war der

Reiz des Verbotenen, sie genossen die Heimlichkeit und dass sie die Frauen bezahlen mussten. Wir waren die Huren, die Flittchen und ihre Frauen zu Hause die Heiligen.

Obwohl mit der Zeit alles besser lief, blieb doch immer eine Frustration zurück, das Gefühl, am Ende nur ein Objekt zu sein. Der Gedanke auf ein baldiges Wiedersehen mit meinen Freunden in Poona gab mir die Kraft durchzuhalten und das Unerträgliche zu verdrängen. Und das Erbrechen ermöglichte mir, meinen Frust immer wieder los zu werden. Im Laufe des Tages hatte jede Frau eine Stunde Pause. In dieser Stunde versuchte ich so schnell wie möglich so viel wie möglich zu essen und natürlich alles wieder zu erbrechen, um möglichst viel von der negativen Energie los zu werden. In der restlichen Zeit war ich ja immer in Gesellschaft anderer und beinahe nackt. Außerdem musste ich jederzeit verfügbar sein. Nach und nach entwickelte ich aber auch hier meine Techniken, wie ich heimlich meine Sucht ausleben konnte, und nutzte die wenigen Freiräume, um meiner Seele Ausdruck zu verschaffen. Dann aß ich mich zwischen zwei Tänzen voll, versteckte den vollen Bauch unter einem Bademantel und beeilte mich, rechtzeitig aufs Klo zu kommen, um alles wieder los zu werden. Manchmal machte mir dabei ein Solo oder etwas Unvorhergesehenes einen Strich durch die Rechnung, sodass ich mit vollem Bauch auf die Bühne musste, und das war sehr unangenehm. Aber selbst hier gelang es mir, meine Sucht geheim zu halten.

Die Frauen versuchten freundlich zueinander zu sein, aber der Konkurrenzkampf war nicht zu übersehen. Natürlich wollte jede diejenige mit den meisten Einzelauftritten sein, weil das soviel Geld brachte, schließlich waren wir alle nicht zum Spaß da. Es gab Stripperinnen, die sich zum Studium etwas dazuverdienten, andere waren verheiratet und strippten gelegentlich, um die Haushaltskasse aufzubessern. Aber es gab auch eine Menge Freuen, die nichts anderes gelernt hatten und nie aus diesem Milieu rauskommen würden. Sie gewöhnten sich an das viele Geld, das sie hier verdienten, und gaben es genauso schnell für Klamotten, Schmuck und Luxusartikel wieder aus. Es gab auch Tänzerinnen, die ihr Geld an irgendwelche Männer los wurden, von denen sie abhängig waren und schlecht behandelt wurden. Nur sehr wenige sparten und setzten sich eine Frist, wann sie mit der Peepshow aufhören würden. Da wir während der Arbeit vom Außenleben abgeschnitten waren, brach für die Frauen häufig die Verbindung zu Freunden ab. Viele schämten sich auch für den Job und stoppten, um nicht geächtet zu werden, selbst die Kontakte. Die Peepshow war für viele Frauen eine Schlinge, die sich immer weiter zuzog. Der Körper und das Aussehen waren das Kapital einer jeden Frau und jede versuchte ihren Marktwert hochzuhalten: durch Gymnastik, Solarium, künstliche Haarteile und Haarverlängerungen, Brustvergrößerungen und ähnliche Maßnahmen. Aber das Rad der Zeit drehte sich und es war erschreckend, die Not von alternden Stripperinnen zu sehen.

Ich gab einen beträchtlichen Teil meines Verdienstes für Essen, Kleider und Ramsch aus. Aber Stück für Stück sammelte sich doch einiges für meine Urlaubskasse an. Nachdem der Monat in Madrid vorbei war, wurde ich für weitere vier Wochen in einer Peepshow nach Valencia gebucht.

Die Umstände dort waren wesentlich unangenehmer. Es gab weniger zahlfreudige Kunden, der Aufenthaltsraum war sehr beengt; anstatt vierzehn waren wir nur sechs Frauen, was bedeutete, dass die Pausen zwischen den Tänzen kürzer waren. Untereinander stauten sich rasch große Spannungen an, und so passierte es, dass es zwischen mir und einer der Frauen eines Tages zu einem Kampf kam. Ausgelöst durch eine Kleinigkeit, verlor Vicky die Beherrschung. Sie war eine alternde Tänzerin, klein und robust, mit riesigen operierten Brüsten und künstlich verlängertem Haar bis zu den Hüften. Ich bekam es mit der Angst zu tun, als sie fast nackt mit ihren geballten Fäusten auf mich zukam und auf mich einschlug. Ihre Schläge taten weh und ich konnte mich gegen die Massivität ihres Körpers nicht wehren. Dennoch hatte die Situation auch etwas Absurdes, sodass ich gleichzeitig darüber lachen musste. Schließlich kamen mir die anderen Frauen zu Hilfe. Die Szene wiederholte sich im Laufe des Monats noch einmal und grub sich als beeindruckende Erfahrung in meine Erinnerung ein.

Eines Nachts lag ich nach der Arbeit im Bett, konnte nicht einschlafen und beschloss, in der Kneipe um die Ecke noch ein Bier zu trinken. An der Bar sprach mich ein sympathischer junger Mann an und zwischen uns entwickelte sich ein Gespräch. Ich war froh jemanden zum Reden gefunden zu haben und es machte mir Spaß, meine Spanischkenntnisse auszuprobieren. Unter anderem erzählte ich ihm von meinem Job in der Peepshow und dachte mir in meiner Naivität nichts dabei. Mein Gesprächspartner schlug vor, noch zu einer anderen Kneipe zu fahren. Abenteuerlustig bestieg ich sein Moped. Nachdem wir auch hier noch ein Bier getrunken hatten, bat ich ihn, mich nach Hause zu bringen.

Als wir losfuhren, merkte ich recht schnell, dass wir in die falsche Richtung fuhren, und auf meinen Einwand hin sagte er, es sei eine Abkürzung. Erst als wir uns völlig abgeschieden in einem Industriegebiet befanden, wurde mir schlagartig klar, dass ich in Gefahr war. Er stoppte, stellte das Moped ab und befahl mir, ihn zu küssen und mich auszuziehen. Völlig schockiert realisierte ich erst jetzt, in welcher Situation ich mich befand. Ich wehrte mich, schlug um mich und fing an laut zu schreien. Plötzlich schwang er sich auf sein Moped und fuhr davon. Und da sah ich, dass in unserer Nähe ein Auto parkte, in dem zwei Menschen zu erkennen waren. Ich war mir sicher, dass es sich um ein Liebespaar handelte, und rannte in ihre Richtung. Kurz davor erkannte ich erst die Insassen, zwei Araber, die hier in der Abgeschiedenheit wohl einen Joint rauchten, und ich begann wegzulaufen. Sie starteten den Motor, verfolgten mich und holten mich schließlich ein. Sie schlugen mich zusammen und nahmen mir alles ab, was Wert hatte: meinen Ring, den Geldbeutel und meine Lederjacke, in der sich zu meinem Unglück auch der Hausschlüssel der Peepshow-Wohnung befand, inklusive Adressaufkleber.

Alles kam mir wie ein einziger Albtraum vor. Ich wollte schreien, war aber gelähmt vor Angst und aus meiner Kehle kam kein Laut. Als sie versuchten, mir die Hosen runterzuziehen, schlug ich wie wild um mich. Sie waren beide recht jung und mager, das war mein Glück, denn schließlich gaben sie auf und verschwanden. Dreckverschmiert und völlig zerzaust taumelte ich bis zu einer Autobahnauffahrt, wo ich ein Auto anhielt, in dem drei Frauen und ein Mann saßen. Ich erzählte ihnen, was passiert war, der Mann drückte mir ein Geldstück in die Hand mit den Worten, das sei zum Telefonieren, und dann fuhren sie weiter. Ich konnte kaum fassen was passierte und kam mir so unendlich verlassen vor.

Dann hielt ein weiteres Auto, der Fahrer war ein freundlicher älterer Herr. Auf dem Weg in die Stadt erzählte ich ihm, was passiert war und er hörte mir voller Mitgefühl zu. Meine Vorsicht und das Misstrauen ihm gegenüber schmolzen schnell dahin und ich war dankbar, endlich einen „Menschen" getroffen zu haben. Er riet mir, eine Anzeige zu machen, und brachte mich zur Polizeiwache. Vor Kälte zitternd wartete ich dort eine Ewigkeit, bis endlich meine Anzeige aufgenommen wurde. Die Beamten amüsierten sich über meine Naivität und gaben mir zu verstehen, dass ich selbst schuld sei. Ich verließ das Revier noch frustrierter als ich es aufgesucht hatte und nahm den Bus in Richtung meiner Wohnung. Wenigstens konnte ich mir mit dem Telefongeld einen Fahrschein kaufen. Endlich stand ich an der Eingangstüre und klingelte, Vicky öffnete mir, völlig aufgebracht darüber, dass ich sie so früh weckte, doch ihre Wut verwandelte sich schnell in Mitgefühl, als ich ihr erzählte, was geschehen war. Nie zuvor war ich so froh darüber gewesen, ihr Gesicht zu sehen.

Nach diesem Erlebnis waren es nur noch wenige Tage bis zum Monatsende und ich fieberte darauf, diesen Ort endlich zu verlassen. Ich begann zu ahnen, in welche Gefahr ich mich begab, wenn ich mich in dieser Schattenwelt aufhielt, wie sehr meine eigene dunkle Seite dabei zu Tage kam und ich damit Leute und Situationen anzog, die mit den menschlichen Abgründen zu tun hatten. Die wichsenden Männer wurden mir zum Gräuel und ich hatte solche Sehnsucht nach Seele, menschlicher Wärme, Spiritualität und Geborgenheit. Und endlich kam der Tag, an dem alles zu Ende war und ich mich ins Flugzeug zurück nach Deutschland setzte, in den Taschen mehr Geld als ich jemals besessen hatte. Ein paar Tage später saß ich im Flugzeug nach Indien.

Zurück im Paradies

In Poona angekommen, fand ich denselben Zauber wie im Jahr davor. Es war Anfang November, die Luft war eben noch vom Monsunregen gereinigt worden und die Sonne zeigte sich in vollen Zügen, ohne zu aufdringlich zu sein. An jeder Ecke wartete eine ausgedehnte Begrüßung auf mich und die vergangenen Monate erschienen mir wie ein Albtraum, aus dem ich nun endlich erwacht war. Zwei Wochen lang schwebte ich in einem Zustand grenzenloser Liebe. Beim Essen wusste ich genau, was ich wollte, wie viel mir guttat, und rechtzeitig aufzuhören war kein Problem. Aber irgendwann ließ die Euphorie wie immer nach und erneut schlich sich der altbekannte Horror ein, zuerst unmerklich und auf einmal war ich wieder mitten drin. Meine Leichtigkeit im Umgang mit Männern war verschwunden. Die Peepshow hatte ihre Spuren hinterlassen und ich sehnte mich nach einem Mann, für den ich mehr als eine Affäre war und mit dem ich meine Gefühle austauschen konnte. Aber die Männer, die mir begegneten, wollten nichts von Bindung wissen und meine Verletzlichkeit interessierte sie auch nicht.

Mein Männerhass erblühte in vollen Zügen und bald traf ich den passenden Mann dafür. Als ich ein paar Tage nichts zu tun hatte, wurde ich von einem Freund zu einer Motorradtour eingeladen. Unsere Truppe bestand aus sechs Männern, vier Frauen, fünf Motorrädern und einem Jeep. Wir tuckerten gemütlich durch die Gegend, ich genoss die Landschaft, die kleinen indischen Dörfer und den tiefen, beruhigenden Klang der Enfield unter meinem Hintern. Dabei war auch Amrit, der mich umwarb und nicht locker ließ, bis meine anfänglichen Widerstände dahinschmolzen und ich mich für ihn öffnete. Wie zwei Teenager genossen wir die gemeinsame Zeit und als wir nach Poona zurückkehrten, blieben wir zusammen. Mein Herz öffnete sich von Tag zu Tag mehr, bis ich abgrundtief verliebt war. Ab dann begann sein Interesse für mich nachzulassen, er fing an, sich über mich lustig zu machen, darüber, wie hilflos ich meinen Gefühlen ausgeliefert und wie verletzlich ich war. Es schien, als wolle er in meine Wunden hineinstechen, und ich wusste weder warum er mich so quälte, noch wie ich mich davor hätte schützen können. Ich war ihm völlig verfallen und bettelte ihn an, bei mir zu bleiben. Aber er wollte mich nicht mehr. Manchmal tauchte dann plötzlich eine Kraft in mir auf, die sich aus den Ketten zu befreien bereit war und den Mut und die Würde aufbrachte, ihn loszulassen.

Doch es war wie verhext: Ausgerechnet in diesen Momenten kam er dann und holte mich in seinen Bann zurück. Eines Abends passierte etwas Merkwürdiges: Zufällig waren wir uns im Café begegnet und ehe ich mich versah, hatte er mich schon wieder tief verletzt, verschwand und ließ mich im Schmerz und voller Wut zurück. Ich kochte; aller Hass, den ich jemals für einen Mann gefühlt hatte, stieg in mir hoch, bündelte sich zu einer enormen negativen Kraft, und diese Negativität schickte ich ihm. Ich wünschte ihm mit jeder Pore meines Wesens, dass er leiden solle. Am folgenden Morgen stand er wutentbrannt vor meiner Tür und fragte, was ich mit ihm gemacht hätte. Er hatte sich die vergangene Nacht laufend übergeben müssen und er wüsste, dass das von mir kam.

Und trotzdem stieg in mir auch eine unendliche Trauer auf über die Unvereinbarkeit zwischen uns, gepaart mit dieser quälenden Sehnsucht nach einer Verbindung. Ich wusste nicht, was es war, das mich an ihn fesselte. Ohne ihn erschien mir das Leben wie ein großes schwarzes Loch, aber mit ihm war es die Hölle. Aber ich hatte gar keine Wahl, denn er hatte mir längst den Rücken zugekehrt. Wie eine Süchtige lauerte ich über Wochen auf den heiß ersehnten Klang seines Motorrads, das nicht kam. Ich wollte nicht wahrhaben, dass es zu Ende war. Um mich von meinem Schmerz abzulenken, meldete ich mich wieder als Helferin für eine Theatergruppe an. Das Thema während der drei Wochen dauernden Gruppe war „Innerer Mann und Innere Frau" und sollte sich für mich als wahres Geschenk herausstellen. In der ersten Woche ging es um den inneren Mann.

Mit theatralischen Mitteln ergründeten wir unsere eigene männliche Seite. Mein innerer Mann war genau das gleiche Arschloch wie mein Exfreund. Ich schlüpfte ganz in die Rolle dieses miesen, rücksichtslosen Machos und genoss es, aggressiv zu sein und mich nicht darum zu scheren, was die anderen darüber dachten. Parallel dazu mietete ich mir ein Motorrad und kaufte mir eine schwarze Lederjacke, die ich fast immer anhatte. Es machte mir Spaß, die anderen zu schockieren, vor allem die Typen, die auf das liebe Mädchen, das ich zu sein vorgab, abfuhren. Ich verlor rasch einige Verehrer, aber das war mir egal. Ich wollte nur ganz werden, und diese aggressive Seite war ein Teil von mir, der danach schrie, integriert zu werden.

In der zweiten Woche ging es um die innere Frau. Meine fühlte sich an wie ein zartes, verletztes Wesen, zerbrechlich und scheu. Als Übung sollte jeder Teilnehmer auf der Bühne vor den anderen seine innere Frau vorspielen. Der Gruppenleiter riet uns, das in Form eines Striptease zu machen. Es war interessant, den anderen dabei zuzusehen. Jede Frau und jeder Mann hatte seine ganz eigene Art, seine innere Frau darzustellen, meist voller Schönheit, Erotik und ganz viel Kraft. Als ich an der Reihe war, stellte ich mich in einem langen weißen Spitzenkleid auf die Bühne und ließ eine sanfte Musik einspielen. Ich wollte die Verletzlichkeit meiner inneren Frau darstellen, aber mich auf keinen Fall vor den anderen ausziehen. Scheu blickte ich die Teilnehmer an und fühlte mich seelisch nackt.

Plötzlich aber wurde eine andere Musik aufgelegt und ein feuriger Rhythmus erreichte mich. Mein Körper begann sich zu bewegen, die Finger griffen nach dem Reißverschluss und öffneten langsam das Kleid, das ich allmählich herunterstreifte. Meine nackten Brüste zeigten sich dem Publikum, mein Körper bewegte sich weich, fließend und voller Lust. Und plötzlich gab es nur noch diesen Moment, kristallklar wie ein Laserstrahl. Das Publikum blickte mich gebannt an. Da war nichts mehr, was zweifelte, alle Widerstände waren aufgelöst. Meine innere Frau stand da wie eine Göttin, in ihrer ganzen Echtheit und Stärke. In diesem Tanz tanzte ich mich selbst, und nicht um zu gefallen. Monate der Selbstverbiegung fielen von mir ab.

In der letzten Woche bereiteten wir eine Vorstellung zu dem Thema „Innerer Mann, innere Frau" vor, eine Zusammenstellung von Improvisationen der vergangenen zwei Wochen. Es war unglaublich, mit welchem Mut und welcher Ehrlichkeit sich jeder zeigte. Wir alle waren tief berührt, Teilnehmer wie Zuschauer. Und bei allem Ernst und aller Tiefe fehlte es doch nie an Leichtigkeit, Verspieltheit und Humor.

Noch immer trauerte ich Amrit nach, obwohl er ein mieser Hund war, oder vielleicht gerade deshalb. Ich war im gleichen masochistischen Muster gefangen wie meine Mutter. Irgendetwas in mir sehnte sich danach zu leiden und Männer, die mir Schmerz zufügten, zogen mich magisch an. Es schien mir, als fließe meine ganze Energie hin zu diesem Mann, der sie aufsog und mir dafür einen Tritt versetzte. Und ich konnte nicht anders, als mich ihm zum Fraß hinwerfen. Meine restliche Zeit in Poona verfloss in einer Mischung aus Langeweile und Qual, ich klammerte mich ans Essen und das häufige Erbrechen schwächte mich. Es war März und der Tag meiner Abreise kam näher. Meine Sachen waren gepackt, alles war erledigt, ich saß in meinem Zimmer und wartete auf Amrit, der mir versprochen hatte, zum Abschied vorbeizukommen. Aber das Warten war vergebens. Die Stunden verstrichen, ich wurde immer trauriger und konnte nicht fassen, dass er nicht auftauchte. Ich suchte nach Gründen, warum er nicht kam, und dann, als es Zeit war, zu meinem Taxi zu gehen, gab ich endlich auf. Ich ging mit einem Gefühl der Lähmung, ohne Selbstachtung und voller Angst vor dem, was nun in Deutschland auf mich zukommen würde. Auf der Taxifahrt nach Bombay lernte ich einen Mann aus München kennen. Von ihm erfuhr ich nicht nur Amrits Adresse, der drei Tage nach mir nach Deutschland zurückkehren wollte, sondern auch, dass er dort eine feste Freundin hatte und mit ihr zusammenwohnte.

Mich quälte die Frage, was denn an mir falsch war und warum ich gut genug war, um eine vorübergehende Geliebte zu sein, aber keiner wirklich zu mir stand. Ich blieb nur wenige Tage in Stuttgart, dann packte ich ein paar Sachen zusammen und trampte nach München, nahm den Zettel, auf dem Amrits Adresse stand, und suchte auf dem Stadtplan nach der Straße. Ich war ziemlich aufgeregt. Es war mir klar, dass es zwischen uns aus war, aber da war noch etwas Ungeklärtes und ich hatte das Gefühl, ihn noch mal sehen zu müssen, um ihn vielleicht endlich loslassen zu können. Er war ziemlich erstaunt, als er die Tür öffnete und mich da stehen sah, und sagte: „Du musst ja ganz schön an mich „gehookt" sein, wenn du mir sogar hierher folgst", und bat mich herein.

Auf dem Weg in die Küche kam seine Freundin kurz aus dem Zimmer und verschwand dann wieder. Während er Tee kochte, tauschten wir einige belanglose Sätze aus, aber das, was mich innerlich quälte, kam nicht zur Sprache. Dennoch passierte in diesen fünfzehn Minuten, die ich bei ihm war etwas, das mich von ihm befreite. Plötzlich konnte ich ihn ganz klar sehen, durchschaute sein leeres Gerede und sah, dass er mir im Grunde nichts bedeutete. Ich trank aus, stand auf und ging. Er brachte mich zur Tür und sagte zum Abschied, während wir im Treppenhaus standen: „Eigentlich schade, du warst ein guter Fick." Seine Worte verschlugen mir die Sprache, aber sie bestärkten auch eine Kraft, die in mir aufstieg, eine Kraft, die bereit war, sich von allem zu trennen, was mir nicht zuträglich ist.

Ich wusste, dass ich ihn nun endlich los war. Unten auf der Straße atmete ich tief durch und genoss die Freiheit, die ich eben zurückgewonnen hatte. München gefiel mir und ich beschloss, mir hier ein Zimmer zu suchen. Ich hatte einige Bekannte aus Poona und bei einem kam ich vorübergehend unter. Ich lieh mir Geld und begann nach einem Job und einer Wohnung zu suchen. Aber ich fand weder Job noch etwas zu wohnen. Da ich die Gastfreundschaft meines Bekannten nicht überstrapazieren wollte, nahm ich nach zwei Wochen das Angebot einer Freundin an, für einige Zeit bei ihr im Schwesternwohnheim zu leben. Das Zimmerchen, das wir uns teilten, war ganze zwölf Quadratmeter groß. Obwohl ich mir darüber bewusst war, dass ihre Fürsorge ihrem Helfersyndrom entsprang, war ich doch sehr froh, dass sie sich um mich kümmerte. Mein Zustand wurde täglich schlimmer. Ich war entkräftet, schlapp und müde und ohne jegliche Motivation. Die Haare fielen mir aus, meine Zähne brachen ab, meine Lymphknoten schwollen an, tiefste Depressionen und Ohnmachtsgefühle überschwemmten mich, und natürlich erbrach ich alles, was ich zu mir nahm. Ich lieh mir noch mehr Geld, was mich zusätzlich beschämte, kam mir nutzlos und lebensunfähig vor. Meine Freundin fütterte mich mit Medikamenten aus dem Naturheilmittelschränkchen des Krankenhauses und allmählich trat eine Besserung ein. Im Laufe der folgenden Monate konsultierte ich mehrere Naturheilkundemediziner und Heilpraktiker, die mein Immunsystem mit Eigenblut, Vitaminbomben und Homöopathie wieder fit machten. Dann fand ich ein nettes Zimmer und schließlich auch Arbeit.

Sex am Telefon

Natürlich hätte ich als Kellnerin arbeiten können, aber davon hatte ich die Nase voll und außerdem suchte ich nach einem Job, bei dem ich richtig viel Geld verdienen konnte. Schließlich wollte ich ja wieder weg. Deshalb antwortete ich auf eine Anzeige, in der eine Mithilfe am Telefon gesucht und gute Verdienstmöglichkeiten versprochen wurden. Mir war klar, dass es sich dabei um Telefonsex handelte. Irgendetwas zog mich nach wie vor in die Unterwelt. Drei Tage später saß ich am Sextelefon. Zuerst hörte ich meiner zukünftigen Kollegin mehrere Stunden bei ihrer Arbeit zu. Fasziniert und zugleich erschrocken erlebte ich mit, wie sie die Männer am Telefon mit Worten und Stöhnen heiß machte und in wenigen Minuten abfertigte, ohne dabei jemals an Freundlichkeit zu verlieren. Schließlich saß ich selbst am Apparat.

Ich dachte mir ein Aussehen aus: vollbusig, schlank, lange rote Mähne und taufte meine Kreation Claudia. Ich war sehr aufgeregt, als ich das erste Mal den Hörer abnahm. Mit einer zwei Oktaven höheren Stimme hauchte ich ein „Ja, hallo" in die Muschel, so hatte ich es bei meiner Kollegin gelernt. Viele Anrufer legten dann einfach auf, was mich total verunsicherte. Meine Kollegin klärte mich darüber auf, dass das zum Alltag gehörte, viele riefen nur aus Neugierde an. Bei den folgenden Anrufen erkundigten sich Männer nach den Konditionen. Mein Standardsatz, den ich der Info für Neuanfängerinnen entnahm, lautete dann: „Ich verwöhne dich hier völlig tabulos. Ein Gespräch kostet sechzig Mark, ich brauche deinen Namen und deine Anschrift." Manche bedankten sich für die Auskunft, aber viele legten einfach auf. Am schlimmsten war aber, wenn ich am Atmen des Gegenübers merkte, dass er bereits am Wichsen war oder wenn er mich als Drecksfotze beschimpfte. Dann legte ich schnell selbst auf. Ab und zu gab es einen, der wirklich ein Gespräch wollte und auch bereit war, dafür zu zahlen und mir seine Adresse und Telefonnummer gab. In einem aufwändigen Prozess prüfte ich dann die Richtigkeit der Daten.

Ich war total aufgeregt, als es zu meinem ersten Gespräch kam. Vor mir lagen drei Zettel ausgebreitet: Erstens „zärtlich", zweitens „versaut" (falls pervers gewünscht wird) und drittens „dominant". Ich beschrieb ihm mein erfundenes

Aussehen und die Kleinigkeiten, die ich vorgab anzuhaben, und fragte nach seinen Wünschen. Dann las ich den Text vom Blatt ab und stöhnte dazu, ohne mir darüber im Klaren zu sein, was ich da sagte – es waren nur Worte auf einem Stück Papier. Er kam sehr schnell, bedankte sich kurz und legte auf. Erstaunt darüber, wie simpel ein Mann funktioniert, trug ich Gesprächsnotizen in die Kartei ein.

Mein zweiter Gesprächspartner wünschte sich von mir „erzogen" zu werden. Also nahm ich mit zittrigen Händen den Zettel mit der Aufschrift „Dominantes Gespräch". Meine Stimme kletterte die zwei Oktaven wieder herunter. Ich erzählte ihm etwas von einer schwarzen Lederkorsage, langen schwarzen Stiefeln und Handschuhen und dass neben mir eine Peitsche liege für den Fall, dass er nicht gehorche, und gab ihm den Befehl, mich Herrin zu nennen. Es folgten Anweisungen, demütigende Dinge zu tun, und Bestrafungen, weil er nichts davon gut genug tat. Um das Geräusch einer Peitsche vorzutäuschen, ließ ich die Klammer des Papierhalters schnellen.

Als der Text auf meinem Papier zu Ende war, war mein Kunde noch immer nicht gekommen. Also dachte ich mir weitere Scheußlichkeiten aus, bis es endlich so weit war. Er bedankte sich kleinlaut und fragte, ob er wieder anrufen dürfe. Ich zitterte am ganzen Körper und konnte kaum fassen, was da eben passiert war. Der Mann tat mir leid. Aber irgendwie hatte es mir auch Spaß gemacht. Nicht etwa, ihn zu quälen – ich konnte ihn ja dabei nicht sehen und hatte auch nicht versucht, ihn mir vorzustellen. Was mir gefiel war, mich selbst in dieser Energie zu erleben, in der ich befehle und brutal bin. Etwas in mir lehnte Aggressionen ab und moralisierte sie. Und dieses Spiel als Domina half mir ebenso wie das Theaterspielen und die Rebirthing-Therapie verdrängte Teile von mir zu erfahren. Ich war lange nicht so frei wie ich glaubte, und diese abgespaltenen Teile wollten befreit und integriert zu werden. Ein Teil meiner Bulimie war ja nichts anderes als Wut, Hass und Aggressionen, der Gegenpol zu meiner unterwürfigen und harmoniesüchtigen Persönlichkeit. Und vielleicht begegneten mir auch deshalb immer wieder Partner, die mir diese Aggressivität spiegelten.

In den folgenden Tagen legte sich meine Unsicherheit am Telefon. Ständig erstaunten mich die Männer aufs Neue mit ihren Wünschen, doch nach und nach gewöhnte ich mich daran. Hier war kein Platz für Tabus. Meine Kundschaft sehnte sich nicht nach langweiligem Schlafzimmersex, das hatten sie zu Hause. Hier wollten sie Sex pur, je versauter, desto besser. Und teilweise begann es mir sogar Spaß zu machen, meine Kunden in ihre sexuellen Abgründe zu begleiten. Ich begann meine eigenen Tabus aufzuspüren und zu hinterfragen und gab den Schatten in mir Raum. Ich entdeckte viele Verbote, die von der Kirche stammten, der Gesellschaft und auch der Frauenbewegung. Und mir wurde klar, dass diese Männer an der gleichen Gespaltenheit litten wie ich.

Leider waren meine Kunden nicht daran interessiert, etwas zu integrieren oder zu heilen, sie wollten nur ein Ventil, um Druck abzulassen. Und wenn sie ihn los waren, legten sie schnell den Hörer auf und kehrten in ihr sauberes Leben zurück. Plötzlich verstand ich, warum Prostitution und das Sexgewerbe geduldet werden, sie stützen die Gesellschaft. Den Männern wird ermöglicht, auf der einen Seite gut zu funktionieren und auf der anderen, ihre unterdrückten Triebe auszutoben. Die Schuldgefühle, die dabei zurückbleiben, drücken sie noch tiefer ins Getriebe hinein. Und ich war der Mülleimer meiner Kunden. Um meinen eigenen Druck los zu werden, hatte ich mal wieder das Essen an meiner Seite und die Kloschüssel mit der Wasserspülung, mit der ich alles wegspülen konnte.

Eine Zeitlang glaubte ich, dass mir diese Arbeit nichts anhaben könne. Doch eines Nachts hatte ich ein Schlüsselerlebnis: Ein Kunde bat mich, ihm zu schildern, wie sechs Männer eine Frau missbrauchen, sie brutal misshandeln. Im Laufe des Gesprächs verlangte er von mir immer perversere Dinge, die ich in die Story einbauen sollte. Plötzlich wurde mir schlecht, ich sagte ihm, das Gespräch sei zu Ende, und legte auf. Ich wollte zur Toilette rennen, um mich zu übergeben. Doch auf dem Weg dorthin versagte mein Kreislauf und ich brach zusammen. Als ich wieder zu mir kam, zitterte ich am ganzen Körper. Es war vier Uhr nachts. Ich befand mich in einem Bürogebäude im Industriegebiet und fühlte mich ausgeliefert, ohnmächtig und total allein. Plötzlich wurde mir klar, wie sehr mich dieser Job schädigte. Ich konnte die Abgründe und den sexuellen Notstand dieser Männer nicht mehr ertragen, und mehr als jemals zuvor kamen mir Männer abscheulich vor und es schien, als sei in mir statt einer Integration eine noch größere Spaltung entstanden.

In der folgenden Zeit weinte ich oft und fühlte mich sehr verletzlich, die Worte der Anrufer trafen mich manchmal wie Messerstiche. Jede Nacht war ich zehn Stunden lang allein in diesem Bürogebäude und es gab niemanden, mit dem ich über alles hätte reden können. Aber das Essen war ja da! Zu jeder Schicht schleppte ich zwei Einkaufstüten an, vollgepackt mit Keksen, Chips, Brötchen, Schokolade, aß zwischen und während meinen Gesprächen und war froh, dass mich keiner sehen konnte. Vor dem Gang zur Toilette schaltete ich alle Leitungen auf besetzt, leerte mich, um dann wieder erneut Unverdauliches aufzunehmen.

Drei Monate nach meinem ersten Arbeitstag beschloss ich den Job aufzugeben und war ziemlich erleichtert, als ich die letzte Schicht hinter mir hatte. Mein Arbeitgeber ließ mich nur ungern gehen, denn ich machte meine Arbeit gut, hatte in kürzester Zeit eine erhebliche Zahl an Stammkunden mit guter Zahlungsmoral. Ich brachte viel Geld ein. Ziemlich frustriert stellte ich allerdings fest, dass mein eigener Verdienst erheblich geringer war, als ich gedacht hatte. Als Kellnerin hätte ich mehr verdient! So verging die Zeit und ich hatte noch kein Geld für meine Reise gespart, denn alles, was ich verdient hatte, war für Miete, Ärzte und Essanfälle draufgegangen und ich begann mir Gedanken zu machen, nochmals in der Peepshow zu arbeiten…

Da hörte ich von einer Kartenlegerin im Bayrischen Wald. Einerseits aus Neugierde, andererseits in der Hoffnung, etwas Klarheit in meine Orientierungslosigkeit zu bekommen, vereinbarte ich einen Termin bei ihr. Sie war eine beleibte, von Zigeunern abstammende Frau, die mich mit einem tiefen bayrischen Dialekt empfing. Sie las mir aus der Hand und legte Tarotkarten. Die Sitzung wurde auf Kassette aufgenommen, die ich mir danach noch viele Male angehört habe. Was sie mir sagte, beeindruckte mich und es schien mir wieder, als würde ich wichtige Informationen zum richtigen Zeitpunkt erhalten. Sie sagte mir, dass Kunst ein essenzieller Teil meines Lebens sei und meine Seele ohne sie zugrunde ginge. Ich würde bald mit Auftritten als Komikerin mein Geld verdienen. In späteren Jahren würde ich als Heilerin tätig werden, aber erst nachdem ich mich selbst geheilt hätte. Ab meinem fünfunddreißigsten Lebensjahr käme ich in Harmonie mit mir selbst und würde dann auch frei von der Bulimie werden. Von der Peepshow riet sie mir ab. Sie sagte mir wörtlich, dass ich das ansonsten sechs Jahre lang rauskotzen müsste. Vor Männern sollte ich mich in Acht nehmen, denn sie hätten viel Unheil in meinem Leben angerichtet. Es sei ganz wichtig für mich, einen Mann zu treffen, der nicht nur meinen Körper, sondern auch meine Seele liebte.

Obwohl sie mir dringend von der Peepshow abriet und mir sogar empfahl, besser Geld zu borgen, entschied ich mich nochmals dafür. Irgendwie freute ich mich sogar darauf, unter Menschen zu sein und viel Geld zu verdienen. Ich vereinbarte Engagements für drei Monate, in drei verschiedenen Peepshows in Deutschland und Belgien. Diesmal lief es richtig gut. Ich war wesentlich besser vorbereitet als das Jahr davor, war entspannter im Umgang mit den Frauen und hatte den Dreh raus, wie ich die Männer beim Strippen manipulieren konnte, um ihnen Geld zu entlocken. Klar gab es da vieles, was meine Seele nicht nährte und meiner Gesundheit nicht zuträglich war, und wie immer nutzte ich die Bulimie, um das alles nicht spüren zu müssen. Aber dennoch hatte ich auch Spaß in dieser Zeit und war stolz, wieder richtig Geld zu verdienen.

Neue Kraft und neue Liebe

Als ich Anfang November nach Indien reiste, blickte ich voller Freude auf das, was nun vor mir lag. Es war noch relativ leer in der Kommune und die Intimität gefiel mir. Noch war nichts von der Betriebsamkeit zu spüren, die in der Hochsaison einsetzte. Beim Finden einer Bleibe hatte ich viel Auswahl und mietete mir eine schöne Wohnung in Ashram-Nähe. Jeder Tag brachte Neuankömmlinge und ich genoss das Wiedersehen mit Freunden. Dann begann ich eine zweimonatige Ausbildung, *Tibetan-Pulsing-Healing,* eine therapeutische Körperarbeit, mehr zur Selbsterfahrung als damit zu arbeiten. Die Methode war faszinierend, mystisch und intensiv. Die Erfahrung machte mir Spaß und brachte mich in Kontakt mit tiefen Schichten meiner Seele und mit meiner Kraft. In den zwei Monaten kam ich mir selbst ein ganzes Stück näher, ich verlor viele Ängste und die Augen der anderen verloren an Macht über mich. Ich fühlte mich freier, direkter und hatte den Eindruck, bisher immer mit angezogener Handbremse gefahren zu sein. Auch in meinem Kopf war es stiller geworden.

Aber dann fand ich doch rasch wieder in die Hölle zurück, natürlich durch einen Mann. Ich hatte Gitamo, der Musiker war, in München kennengelernt und kurz darauf hier wieder getroffen. Nach weiteren zufälligen Begegnungen endete eine in einer wunderschönen Liebesnacht, der eine Reihe weiterer gemeinsamer Nächte folgte. Ich liebte seine Unbefangenheit, seine Freundlichkeit und die Süße, die ihn umgab. Unsere Begegnungen hatten etwas Unschuldiges, Verspieltes und die Chemie zwischen unseren Körpern stimmte. Ich genoss unsere gemeinsamen Stunden und machte mir keine Gedanken darüber, dass das jemals enden könnte. Und eines Morgens sagte er mir dann, dass seine Freundin käme, er hätte unsere gemeinsame Zeit sehr genossen und bedanke sich dafür. So, als wäre das, was er mir eben gesagt hatte, das Selbstverständlichste der Welt, dankte auch ich ihm. Erst nach und nach begann ich zu begreifen, was dieser Abschied bedeutete. Tiefe Trauer überkam mich, die von Minute zu Minute stärker wurde. Als ich ihn dann mit seiner Freundin sah, tat das sehr weh und das Gefühl, abgeschoben worden zu sein, nagte an mir. Gerne wäre ich den Begegnungen ausgewichen, aber das war hier nicht möglich. Jedesmal wenn ich ihn sah, fühlte ich mich wertlos. Ich war eine Frau, mit der man seinen Spaß hat, aber zu der man sich nicht bekennt.

Nach einigen Wochen reiste seine Freundin zurück nach Deutschland und ich kam wieder in den Genuss, in seinen Armen einzuschlafen. Wir verbrachten einen gemeinsamen Urlaub in Goa, wo wir Tage und Nächte miteinander teilten. Aber die ständige Nähe war kaum auszuhalten. Es gab zu viel in mir, das ich nicht akzeptierte, nicht zeigen wollte und nur in der Heimlichkeit ausleben konnte. Allmählich setzte das Gefühl der Lähmung wieder ein. Ich war einfach nicht in der Lage mich auszudrücken, geschweige denn zu spüren, was ich ausdrücken wollte. Ich blieb verschlossen und blockiert. Außerdem fühlte ich mich ihm gegenüber minderwertig und erahnte, dass ich wieder nur ein vorübergehendes Vergnügen für ihn war. Das aber wollte ich nicht wahrhaben.

Zurück in Poona besuchte er mich nur noch selten. Mein Leben ohne ihn erschien mir grau, schwer und bedeutungslos. Ich begann mich inmitten von allen verloren zu fühlen. Das alltägliche Treiben verlor seine Schönheit und es schien mir, als ob alles, was ich war und tat, keinen Wert besaß. Alle schienen eine Aufgabe zu haben, einen Grund zum Feiern und jeder gehörte irgendwo hin. Nur ich war draußen, fühlte mich wie ein Freak ohne Zugehörigkeit, eine Versagerin, und erneut blühte in mir die tiefe Überzeugung auf, dass etwas oder vielleicht alles an mir falsch war. Nichts interessierte mich mehr. Alles kam mir sinnlos und leer vor. Ich sehnte mich danach, einfach anzuhalten und durchzuatmen, aber das hielt ich nicht aus. Ich hatte solch eine panische Angst davor, dem inneren Chaos und der Leere zu begegnen. Und so mied ich alles, was mir hätte Frieden und Befreiung bringen können. Ich verschloss mich noch mehr, aß und erbrach mich unentwegt. Und anstatt mir Gutes zu tun, fügte ich mir noch weitere Wunden zu. Auch körperlich ging es steil bergab.

Ich hatte meinen Rückflug umgebucht, auf denselben Termin, an dem auch Gitamo flog. In einem Hotel in Bombay verbrachten wir eine letzte Nacht zusammen und ich ließ alle Fragen offen, was in Deutschland sein würde. Als wir dann am Flughafen einchecken wollten, stand sein Name nicht auf der Passagierliste. Wir waren uns sicher, dass es sich um einen Irrtum handelte und es sich bestimmt klären würde. Ich ging schon mal an Bord, er würde nachkommen. Dann waren alle eingecheckt, die Türen geschlossen und wir flogen ab – ohne ihn. Ich hatte weder seine Adresse noch Telefonnummer, aber das Schlimmste war zu glauben, dass er im Grunde froh war, mich auf diese Weise losgeworden zu sein. Den gesamten Flug über weinte ich, es gab einfach keine Bereitschaft in mir, ihn loszulassen.

In Deutschland angekommen fand ich über die Fluggesell-schaft heraus, welchen Flug er genommen hatte und wann er in Frankfurt ankommen würde. Ich rechnete mir aus, welchen Zug er nehmen könnte, und erwartete ihn am Bahnsteig. Er war überrascht, von mir empfangen zu wer-den, und es war nicht schwer zu erkennen, dass er über mein Erscheinen nicht gerade glücklich war. Er sagte mir, seine Eltern würden ihn erwarten, ich gab ihm die Telefonnum-mer der Freunde, bei denen ich vorübergehend wohnte, und er versprach mich anzurufen. Sehnsüchtig wartete ich auf seinen Anruf und die Gedanken an ihn beherrschten mich vollständig. Aber der Anruf kam nicht. Meine Freunde, die mich herzlich bei sich aufgenommen hatten, standen mir bei, hörten mir zu, ließen mich in ihren Armen weinen, und dafür war ich sehr dankbar.

Schließlich zog ich wieder nach München und fand dort sofort ein Zimmer in einer Sannyas-Wohngemeinschaft. Mit den beiden Mitbewohnern, eine Frau und ein Mann in meinem Alter, verstand ich mich auf Anhieb und fühlte mich sofort wohl. Wir wohnten nicht weit vom „Tao" entfernt, dem Münchner Osho-Center. Dort wurden täglich Meditationen angeboten, es gab Therapiegruppen und die Möglichkeit, sich im Café mit Freunden zu treffen. Das Tao wurde eine Art zweites Zuhause für mich. Abends fand auch hier immer die White Robe Meditation statt, die für mich völlig unerwartet zu einem wichtigen Tagesereignis wurde. Die Nähe zu Osho wurde mir sehr wichtig, die Meditation und seine Worte nährten mich und brachten mich zu mir selbst zurück.

Straßentheater

Eine Freundin die als „Lebende Puppe" auf der Straße auftrat, hatte mir erzählt, wie man das macht. Die Kunst besteht darin, ganz reglos zu stehen und sich nur dann kurz zu bewegen, wenn ein Zuschauer Geld in die Sammelbüchse wirft. Da ich vom Modellstehen her wusste, dass ich lange regungslos bleiben und mich außerdem gut und langsam bewegen konnte, traute ich mir zu, mein Glück als „Lebende Puppe" zu versuchen. Bei einem indischen Schneider hatte ich mir ein Kostüm machen lassen und jetzt besorgte ich mir noch Schminke, ein Podest zum Draufstehen und ein Körbchen fürs Geld.

Das Wetter war mir wohlgesinnt und bescherte mir einen wundervollen Frühlingstag als Start in meinen neuen Gelderwerb. Als ich mich das erste Mal auf meiner Weinkiste in die Haupteinkaufsmeile stellte, passierte ein Wunder:

Menschenmassen versammelten sich um mich, bestaunten mein Tun und warfen Münzen und Geldscheine in mein Körbchen. Und immer wenn mir jemand etwas reinwarf, bedankte ich mich in langsamen Bewegungen, einer Puppe gleich, blickte demjenigen dabei in die Augen und nahm so wortlosen Kontakt auf. Nach einigen Stunden kletterte ich von meiner Holzkiste und bestaunte den Inhalt meines Körbchens. Ich kam mir so beschenkt vor, hatte das Gefühl, etwas Wertvolles in mir zu tragen und der Welt etwas zu geben zu haben. Und ich konnte kaum fassen, dass ich auf diese Weise Geld verdiente.

Fortan stand ich täglich, sofern es das Wetter erlaubte, auf dem Münchner Marienplatz inmitten der Menschenmassen, die geschäftig an mir vorüber liefen und mir kürzere oder längere Blicke schenkten. Nicht selten bildeten sich Menschentrauben um mich, wo ich von faszinierten Blicken beobachtet wurde und ein Lächeln auf die Gesichter der kleinen und großen Kinder zauberte. Oftmals fanden sich in meinem Körbchen nicht nur Münzen und Scheine, sondern auch kleine Geschenke, Süßigkeiten, Liebesbriefe, Gedichte oder Visitenkarten von Geschäftsleuten, die mich für eine Veranstaltung engagieren wollten.

Von manchen Passanten erntete ich auch Unverständnis, Wut und Neid, wurde beschimpft; es gab Menschen, die sich über mich lustig machten oder versuchten, mich aus der Fassung zu bringen. Innerlich machten mir solche Situationen Angst und Schuldgefühle, aber äußerlich blieb ich voll in meiner Rolle, ohne zu reagieren. Nicht auf Negativität zu reagieren und alles nur zu beobachten lehrte mich, weniger im Sog meiner eigenen Gefühle verloren zu gehen. Was immer geschah, ich blieb der Beobachter, der einfach alles wahrnahm. Eigentlich war das eine Art Meditation und es war verrückt, wie das Leben mich plötzlich dazu brachte, inmitten von Menschenmassen mir selbst zu begegnen.

Ich entschied in die Sanierung meiner Zähne zu investieren. Die vielen Süßigkeiten, die Magensäure und die Unterernährung über lange Zeiträume hatten ihnen zugesetzt, zum Teil waren sie einfach zur Hälfte abgebrochen und mit Amalgam aufgefüllt. Generell hatte ich in meinem Mund viel Amalgam und ein Test bestätigte, dass ich allergisch darauf war. Über Wochen hinweg wurden meine Zähne saniert, das Amalgam entfernt, Inlays und Kronen aus Keramik gesetzt, bis in meinem Mund endlich wieder alles weiß und gesund aussah. Zum Abschluss wurde das Amalgam mithilfe einer Mora-Maschine ausgeleitet. Ich hatte keine Ahnung, was da passierte und wozu es diente, aber das Resultat war erstaunlich: Am gleichen Tag noch erhielt ich eine Vitalität zurück, wie ich sie seit langem nicht mehr hatte. Die Vergiftung hatte sich über Jahre eingeschlichen und erst jetzt, da ich von dem Gift befreit wurde, konnte ich erkennen, wie sehr es mein Immunsystem angegriffen hatte. Um dem Ganzen noch eins draufzusetzen, hörte ich das Rauchen auf, eigentlich nur als eine Art Experiment, inspiriert durch das Buch „Endlich Nichtraucher".

Aufzuhören war einfach, nur den Leerräumen zu begegnen, die durch das Fehlen des Rauchens entstanden, war eine Herausforderung. Stattdessen aß ich wieder mehr und da ich mich eh erbrach, erschien mir das als das kleinere Übel.

Meine Tage verbrachte ich als „Lebende Puppe" auf dem Marienplatz. Zeitungen schrieben über mich, ich wurde in Talkshows eingeladen, immer öfter fand ich in meinem Körbchen Visitenkarten von Leuten, die mich für eine Veranstaltung buchten. Ich kam mir wichtig vor, genoss die Aufmerksamkeit, und etwas in mir wollte sich gerne damit identifizieren, jemand Besonderes und Wichtiges zu sein. Aber eine andere Seite von mir zog sich zurück und traute all dem nicht. Irgendwie hatte das, was die Leute auf mich projizierten, nichts mit dem zu tun, was ich war.

Auf der Straße hatte ich viele Kollegen: Pantomimen, Clowns, Jongleure. Allesamt interessante Leute und viele davon wurden meine Freunde. Ich fühlte mich unter Meinesgleichen und hier lernte ich auch jemanden kennen, der kurz darauf mein Freund wurde. Gilbert war Clown und ich hatte großen Respekt vor seiner Kunst. Er stand zu mir und beschützte mich auf der Straße, aber mein Herz war nicht wirklich frei, ich liebte noch immer Gitamo … Ein zufälliges Wiedersehen war sehr schmerzhaft gewesen und da ich nichts als Tränen hervorgebracht hatte, schrieb ich ihm schließlich einen Brief, in dem ich meinen Schmerz und meine Wut ausdrückte. Der Brief führte dazu, dass er mich mied. Ich war froh, endlich etwas von meinem Unmut ausgedrückt zu haben, aber die Funkstille zwischen uns tat noch mehr weh. Ich tröstete mich einige Monate in den Armen von Gilbert, doch dann musste ich mir eingestehen, dass ich ihn nicht wirklich liebte und beeendete die Beziehung.

Ich war neunundzwanzig Jahre alt und die Bulimie war inzwischen ein Teil meines Lebens. Seit Beginn der Essstörung waren fünfzehn Jahre vergangen und es war kein Ende abzusehen. Sie gehörte einfach dazu und ich räumte ihr den Platz ein, den sie brauchte, ohne mir noch viele Gedanken darüber zu machen, wie ich sie los werden könnte. Nach wie vor versteckte ich mich vor anderen und natürlich wünschte ich mir tief innen ein Leben ohne diesen Zwang. Aber ich glaubte nicht mehr daran. Ich akzeptierte, dass ich täglich mehrere Stunden damit zubrachte, mein Geld in irgendwelche Lebensmittelgeschäfte zu tragen, um Essen zu kaufen, das ich nach dem Verzehr wieder ins Klo erbrach. Die Sucht als Tatsache zu akzeptieren, erschien mir als die einzige Möglichkeit, alles zu ertragen und trotzdem zu leben. Dennoch war immer ein Beobachter in mir präsent, eine Instanz, die alles sah, ohne es zu werten. Aber im Hintergrund, neben all dem Leid, der Identifikation mit der Sucht und dem Gefühl machtlos zu sein, wuchs mein Bewusstsein und ein Licht, das immer heller wurde.

In diesem Jahr gab es einen wunderschönen Frühling, einen tollen Sommer und auch der Herbst war freundlich. Richtig kalt wurde es erst gegen Ende Dezember, sodass ich das ganze Jahr über viel arbeiten konnte. Als es kälter wurde, zog ich Thermowäsche unter mein Kostüm, dann bastelte ich mir einen passenden Mantel, aber als es dann schließlich zu schneien anfing, besiegte mich die Kälte doch. Ich beschloss die Saison zu beenden und nach Indien zu fliegen.

Verlorener Zauber

Das Ankommen erschien mir dieses Mal fast schon als Routine, aber der Zauber, den ich bisher empfunden hatte, blieb aus. Die Erinnerung an den Schmerz und das Verlassenheitsgefühl im Vorjahr waren wieder präsent und ich hatte Angst, erneut in dieses Loch zu fallen. Ich leistete mir eine luxuriöse Wohnung, schön eingerichtet, mit Marmorboden und Blick zum Fluss. Sie war ein Traum, den ich leider reichlich wenig genießen konnte.

Gleich am ersten Tag traf ich Madhur, einen Clown, den ich aus diversen Theatergruppen kannte. Er arbeitete gerade mit einigen Leuten an einer Comedy-Performance für das Festival, das alljährlich an Oshos Todestag stattfand, und er lud mich ein, dabei mitzuwirken. Wir beide hatten einen ähnlichen Humor und ergänzten uns recht gut beim kreativen Zusammenspiel. Es machte Spaß etwas völlig Neues zu entwickeln und es lenkte mich von meiner Depression ab. Er verliebte sich in mich und eh ich mich versah, befand ich mich in einer Beziehung, in der ich eigentlich gar nicht sein wollte. Zwar mochte ich ihn, aber ich liebte ihn nicht, mein Herz war noch immer verletzt und im Grunde ging ich die Verbindung nur ein, weil es mir guttat, dass er sich zu mir bekannte. Und er, wie sollte es auch anders sein, wollte mehr mit mir zusammen sein, je weniger ich mit ihm sein wollte – ein altbekanntes Muster, das ich aus beiden Perspektiven gut kannte. Je mehr er mich wollte, desto weiter musste ich mich entfernen. Er wurde wütend. Eigentlich hätte ich die Verbindung beenden sollen und alleine bleiben. Aber zum einen war es nicht so leicht, da wieder rauszukommen, und zum anderen hatte ich Angst vor der Leere und dem Schmerz, der mir im Alleinsein begegnen würde. Lieber blieb ich in einer Situation, die mir nicht zuträglich war.

An den Meditationen in der Buddha Halle nahm ich fast gar nicht mehr teil. Ich fühlte mich in den Menschenmassen der Meditierenden verloren. Aber ich entdeckte einen Ort, an dem ich mich wohlfühlte und eine Meditation, die mich nährte: Das stille Sitzen im *„Samadhi"*, einem klimatisierten Raum aus Marmor, in dem sich Oshos Urne befand. Es gab Sitzkissen, aber ansonsten war der Raum völlig leer – ich liebte diese Leere und die Klarheit, die mir hier begegnete. Hier war es so still, dass es einfach war, auf seine eigene innere Stille zu treffen. Es gab einen Ort in mir, an dem Frieden herrschte, und hier begegnete er mir regelmäßig. Dennoch war da auch ein Teil, der das nicht ertragen konnte, etwas, das darauf programmiert war, nach Erfüllung im Außen zu suchen. Dieser Teil wartete sehnsüchtig auf den Moment, an dem die Mediation zu Ende war und die Jagd nach Befriedigung weitergehen konnte. Ich konnte sehen, dass das, wovor ich weglief, mein Alleinsein war und dass ich genau dort auch Heilung finden würde. Die Begegnung mit dieser Leere war wichtig. Aber mit dem Verlassen des *Samadhis* verließen mich auch die Klarheit und mein Mut.

Ich begann NLP-Sessions zu nehmen, eine Therapiemethode, die mit dem Unterbewussten arbeitet, um alte Verhaltensmuster aufzulösen. Die Sitzungen waren sehr tief und ließen mich einiges über mich selbst verstehen. Aber mir fehlte es an Struktur und Halt, um das Gelernte wirklich fruchtbar umzusetzen. Es war, als versuchte ich mit einem schwachen Gaul einen Karren aus dem Dreck zu ziehen, der sich bei jedem Anlauf kurz vorwärts bewegte, um dann noch tiefer einzusinken. Eine der Sitzungen hat sich besonders in meine Erinnerung eingegraben: Ich sollte mir vorstellen, wo ich mich einen Monat später befände, was ich da tun würde und mit wem. Ich fand mich voller Zufriedenheit alleine im Garten der Kommune sitzend. Und wieder wurde mir diese starke Sehnsucht bewusst, mich mit mir selbst ganz zu fühlen, frei von diesem zwanghaften Verlangen nach Nahrung von außen. Ich kannte diese Momente und wusste, dass es nichts auf der Welt gab, was mich zufriedener machte. Aber der Drang, nach etwas im Außen zu greifen, war sehr stark. Ich wusste nicht einmal warum, es war einfach eine Sucht.

Ich stand zwischen zwei Stühlen: Auf der einen Seite der neue Freund, den ich zwar nicht liebte, der mir aber das Gefühl gab nicht allein zu sein. Auf der anderen die Konfrontation mit meinem Alleinsein, dem Gefühl der Leere und des Verlassenseins. Aber nur den zweiten würde ich in Würde gehen können. Ich schwankte hin und her, nahm NLP-Sitzungen, meditierte, trennte mich von Madhur und ließ mich dann wieder auf ihn ein. Ich war nicht im Stande, eine klare Entscheidung zu treffen. Das Chaos breitete sich aus. Völlig verwirrt irrte ich durch die Gegend und klammerte mich am Essen fest. Schon morgens beim Frühstück lud ich mein Tablett voll und holte so viel Nachschlag wie möglich, ohne damit aufzufallen. Hinterher ging ich in einem Restaurant um die Ecke nochmals frühstücken.

Danach war das Café in der Kommune geöffnet, wo ich mir ein drittes Frühstück einverleibte. Dann das Mittagessen: Da es mehrere Restaurants auf dem Campus gab, besuchte ich sie alle hintereinander. Anschließend gab es im Café Eis und Kuchen. Um den Nachmittag zu überstehen, ging ich mehrere Male in Restaurants in der Nähe essen. Ab 16 Uhr stand dann das frühe Abendessen bereit, dann das reguläre. Danach aß ich wieder außerhalb in Restaurants weiter. Wenn ich dann immer noch nicht aufhören konnte, kaufte ich mir nachts an der Bar Kartoffelchips oder ging ins Restaurant eines Nobelhotels, das bis in die frühen Morgenstunden geöffnet hatte.

Alle Toiletten der Umgebung waren mir vertraut. Und immer plagte mich die Angst, ein Klo könne mal wieder verstopfen oder die Wasserspülung nicht funktionieren. Oder nebenan würde jemand meine Geräusche hören, die leise zu halten ich eine Meisterin geworden war. Mein Suchtprogramm begleitete mich durch den Tag und verhinderte die Begegnung mit mir selbst und mit der Leere, die mich mehr als alles andere auf der Welt ängstigte.

Es wurde immer seltener, dass ich mehrere Stunden am Stück ohne Essanfall durchhielt. Meinem Körper ging es sehr schlecht und ich wurde immer schwächer. Es fiel mir schwer, mich auf etwas außerhalb meines Suchtkreislaufs zu konzentrieren. Alles, was ich hier mal geliebt hatte, war verschwunden und ich musste mich sehr dazu zwingen, wenigstens noch zu den Theaterproben zu gehen, obwohl sie mir Spaß machten. Die Inszenierung schien richtig gut zu werden. Es war eine Aneinanderreihung von lustigen und absurden

Szenen entstanden, die alle durch fließende Übergänge zu einem Stück zusammenschmolzen. Beim Festival kam es zur Aufführung.

Mein Freund und ich spielten einen merkwürdigen Part darin, der meinem Gehirn entsprungen war: Eine Kiste wurde auf die Bühne getragen, mein Freund öffnete sie langsam und geheimnisvoll. Dann tauchte ich in Zeitlupentempo aus der Kiste auf, eine liebliche Puppe im goldenen Barockkleid, begleitet von süßlicher Musik. Mein Freund, verkleidet als teuflischer Magier, stand hinter mir, blickte mit magischen Augen auf mich und machte dabei beschwörende Handbewegungen. Ich entstieg der Kiste, unschuldig und neugierig wie ein Kind, und schaute freundlich in die Runde. Aber plötzlich hielt ich inne, da ich eine Bedrohung wahrnahm. Auch die Musik wurde bedrohlich. Mein Blick wurde immer ängstlicher, bis ich vor Furcht zu zittern anfing und vor Angst erstarrte.

Dann passierte ein Umschwung: Entschlossen blickte ich in die Richtung, aus der die Bedrohung kam, so als wollte ich der Angst in die Augen sehen. In diesem Moment wurde die Musik wieder süßlich und mein Blick und meine Bewegungen wurden wieder weicher. Aber es wurde deutlich, dass ich nicht die gleiche Unschuld wie am Anfang hatte, sondern etwas Manipulatives von mir ausging. Meine Augen blickten verlockend, mit meinen Händen machte ich einladende Bewegungen. Langsam bewegte ich mich rückwärts auf die Kiste zu, in die ich fast nebenbei wieder einstieg, wurde dabei immer verführerischer, warf den Kopf zurück und streifte mir wollüstig mit den Fingerspitzen über den Hals und die Brüste. Schließlich öffnete ich leicht meinen Mund, leckte mit der Zunge über meine Lippen und verschwand langsam in der Kiste. Plötzlich aber kam mein Oberkörper noch einmal zum Vorschein. Ich wurde noch eindeutiger mit meinen erotischen Signalen und riss meinen Mund weit auf, wie ein Vampir, der zum Biss ansetzt. Meine Hände verkrampften sich, dass sie wie Krallen aussahen, so als wollte ich damit meine Beute einfangen. Nach diesem letzten Aufbäumen verschwand ich mit dem Ausdruck eines gequälten Tieres in der Kiste. Mein Freund, der die ganze Zeit über beschwörend dahinter gestanden hatte und die Fäden in den Händen zu haben schien, schloss den Deckel genauso geheimnisvoll, wie er ihn geöffnet hatte, und blickte mit einem schelmischen Grinsen ins Publikum.

Inspiriert zu der Rolle hatte mich der Film „Interview mit einem Vampir", den ich in den vergangenen Monaten zigmal gesehen hatte. Ich war fasziniert von der Auseinandersetzung mit den Themen Tod, Sex, Gier, Lust und Würde. Der Konflikt des Vampirs beeindruckte mich zutiefst: Einerseits gut sein zu wollen, aber anderseits einer Obsession verfallen zu sein, deren Ausleben fürs eigene Überleben wichtig war, die es aber gleichzeitig unmöglich machte, würdevoll zu leben und anderes Leben zu respektieren. Und beim Spielen hatte ich realisiert, dass ich mein eigenes Drama darstellte: Durch eine Verletzung, die von außen kam, verlor die Puppe ihre Unschuld. Um weiteren Schmerz oder schlimmstenfalls den Tod zu vermeiden, wird sie selbst zur Täterin, indem sie durch Verführung und Manipulation zerstört und sich am Ende wie eine gequälte Kreatur nach Erlösung sehnt. Es blieb ihr keine Entscheidungsfreiheit, die Obsession hatte sie (wie mich) im Griff. Und jeder, der mit ihr zu tun hatte, würde eine Wunde zugefügt bekommen, und ihre eigene Verletzung würde durch jede intime Beziehung noch größer.

Es ging mir zusehends schlechter. Meine Verwirrung nahm zu und alles in mir schrie nach Befreiung. Ich versuchte mich anderen mitzuteilen, um irgendwoher Hilfe zu bekommen, kollabierte aber auf halbem Weg. Ich hatte panische Angst davor, dem zu begegnen, wovor ich wegrannte, lief wie ein Zombie durch die Gegend und fraß mich von einem Restaurant zum nächsten. Nur die Momente während der Meditation und bei den NLP-Sitzungen waren von Klarheit durchdrungen. Aber der Sog in die Sucht war stärker als der Mut, mich mit meinem Innersten auseinanderzusetzen.

Zäsur

Als ich an diesem Morgen mein Motorad bestieg, war ich aggressiv und schlecht gelaunt. Mein Freund und ich hatten uns am Vorabend bei einem heftigen Streit getrennt. Es war Vollmond und als ich nervös und rastlos losfuhr, erschienen mir alle, die auf der Straße vor mir waren, zu lahm. Es machte mich rasend, dass es nicht schneller voranging, und am liebsten hätte ich allen Fahrzeugen einen heftigen Stoß versetzt oder befohlen, mir aus dem Weg zu gehen. Dann fuhr ich, getrieben von meiner Ungeduld und ohne mir im Klaren zu sein, was ich da tat, rechts raus, um zu überholen – in Indien herrscht Linksverkehr. Es gab einen heftigen

Schlag und ich prallte frontal mit der entgegenkommenden Riksha zusammen. Dann ging alles ganz schnell. Ich flog mit einer irrsinnigen Kraft durch die Luft und fand mich kurz darauf mit entsetzlichen Schmerzen am Wegrand liegend wieder. Die Zeit blieb stehen. Unerträglich scheinender Schmerz und unendliche Erleichterung! Alles, was mir bis dahin als dringlich erschienen war, hatte seine Wichtigkeit verloren. Das Leben hatte die Notbremse gezogen, meine Maske rollte davon und ich war ganz im Hier und Jetzt angekommen.

Bestimmt wäre ich ohnmächtig geworden, hätte ich nicht geglaubt, einen klaren Kopf bewahren zu müssen. Ich schrie ununterbrochen, der Schmerz war kaum auszuhalten. Es sammelte sich eine Menschenmenge um mich, darunter Sannyasins, die sich um mich zu kümmern begannen. Es war klar, dass ich ins Krankenhaus gebracht werden musste, aber keiner wusste so richtig wie, und bis eine Transportmöglichkeit gefunden wurde, vergingen Stunden. Vorsichtig wurde ich dann auf eine Decke gelegt und damit langsam in einen Jeep gehoben. Jede kleinste Bewegung tat entsetzlich weh. Im Krankenhaus begleiteten mich zwei Sannyasins in die Notaufnahme, bezahlten das nötige Geld, damit mit einer Behandlung überhaupt begonnen wurde und kontrollierten, was mit mir gemacht wurde. Ich wurde geröntgt.

Als mir die Diagnose mitgeteilt wurde, war ich zu weit von meinem Körper entfernt, um zu erfassen, was das bedeutete. Eine Hüftgelenkpfanne war zerschmettert, ebenso die Kniescheibe, außerdem waren der Unterschenkel und das Handgelenk gebrochen. Ich musste dringend operiert werden.

Aber zuerst war es nötig, ausreichend „sicheres" Blut zu sammeln. Jemand rannte zur Kommune, um Leute zum Blutspenden zu mobilisieren, und bald hatte sich im Krankenhaus eine Schlange von willigen Spendern gebildet. Mein Hämoglobin-Wert war inzwischen aufgrund innerer Blutungen bedrohlich niedrig und es wurde höchste Zeit mit der OP zu beginnen. Als das Narkosemittel gespritzt wurde, glaubte ich noch immer, alles kontrollieren zu müssen, weil sonst alles schief laufen würde. Dann wachte ich in der Intensivstation wieder auf, mein Bein und mein Arm waren eingegipst. Voller Verwunderung registrierte ich, dass ich wohl lange abwesend gewesen sein musste und alles auch ohne mein Zutun prima funktioniert hatte.

Neben meinem Bett stand eine junge Krankenschwester in einer blau-grauen Uniform, die in einer Mischung aus Unbeholfenheit und Desinteresse versuchte, behilflich zu sein. Meine anfängliche Arroganz und mein Widerstand gegen sie schmolzen schnell dahin und in den folgenden zwei Monaten wurde sie mir zu einer engen Vertrauten, die mir sehr ans Herz wuchs.

Morgens kann ich es kaum erwarten, bis es endlich acht Uhr wird, die Tür aufgeht und Sunanda, meine Krankenschwester, mich mit ihrem erfrischenden Lächeln begrüßt. Sie ist eine Schönheit, außen wie innen, und erleichtert mir die unendlich lang erscheinenden Stunden, Tage und Wochen in diesem Krankenhaus. Jedes Mal ist es, als würde durch ihr Erscheinen die Sonne aufgehen. Vorüber das Totschlagen der vielen unausgefüllten Stunden. Die Nacht ist zu lange für jemanden, der keinen Schlaf findet, denn das Herum-

liegen bringt keine Erschöpfung. Sie sieht so wunderschön aus in ihrem bunten Sari. Die schwarzen, hüftlangen Haare trägt sie manchmal offen, aber meist sind sie zu einem Zopf geflochten. In der Mitte der Stirn klebt ein roter Punkt als Zeichen dafür, dass sie verheiratet ist. Sie verschwindet im Badezimmer, und wenn sie fünf Minuten später zurückkommt, ist ihre Schönheit unter der Schwesterntracht verschwunden und sie erinnert eher an eine graue Maus. Es wurde ihr beigebracht zu dienen und dabei ihre Persönlichkeit zurückzustellen.

Sie gibt sich die allergrößte Mühe, der Anforderung gerecht zu werden. Doch in ihrer fast kindlichen Unbefangenheit fällt sie doch immer wieder aus der Rolle. Das sind die Momente, in denen ich sie am meisten liebe. Routiniert holt sie eine Schüssel mit warmem Wasser, ein frisches Handtuch und Waschlappen. Und dann beginnt sie mich zu waschen, täglich in der gleichen Reihenfolge: zuerst das Gesicht, dann der Vorderkörper, der Rücken und die Arme, die Beine und dann zwischen den Beinen. Zuerst mit Seife und dann zweimal mit warmem Wasser. Sie ist äußerst gründlich dabei. Nachdem sie mir ein frisches Nachthemd angezogen hat, beginnt sie mich zu füttern. Wenn ich aufs Klo muss, bringt sie mir ein Töpfchen. Sie kümmert sich um meine Medikamente, massiert mich, reicht mir Dinge und ist den ganzen Tag für mich da. Ich bin hilflos wie ein kleines Kind und die weibliche Fürsorge tut mir gut. Es ist, als würde ich ein Stück Kindsein nachholen. Während der vielen Wochen, in denen sie für mich da ist, kommen wir uns sehr nah.

Mein langer Aufenthalt weckt die Neugierde vieler, die hier arbeiten. Anfangs treten sie mir feindselig gegenüber, aber im Laufe der Zeit kommen immer mehr auf ein Schwätzchen vorbei, vor allem die Frauen. Sunanda in ihrem gebrochenen Englisch ist da-

bei die Dolmetscherin. Es sind gar nicht so viele Worte nötig, wir Frauen verstehen uns auch so. Wir kennen die Gefühle der anderen, auch wenn wir in verschiedenen Kulturen leben. Ich bekomme die Lebensgeschichte vieler indischer Frauen zu hören, von denen eine der anderen ähnelt: Sie arbeiten hier zwölf Stunden am Tag, anschließend kaufen sie ein, kochen das Abendessen, waschen, räumen auf, während die Männer meist arbeitslos sind und das Geld, das die Frauen verdienen, vertrinken. Oft werden sie von ihren Männern im Alkoholrausch geschlagen und vergewaltigt. Sie beneiden mich um meine Unabhängigkeit und es fällt mir schwer, ihnen verständlich zu machen, dass das, was nach außen hin so frei wirkt, in Wirklichkeit nicht unbedingt so ist; ich bin nicht frei. Ich fühle mich wohl in der Gesellschaft der indischen Frauen und es wird mir klar, dass es unter ihnen kein Buhlen um die Aufmerksamkeit der Männer gibt. Es herrscht Solidarität, da keine wirklich scharf auf einen Mann ist.

Sunanda beklagt sich nie. Sie arbeitet gerne und ist stolz darauf, dass sie einen für indische Verhältnisse guten Verdienst hat. Sie liebt die indische Musik, das indische Essen, ihre Eltern und ihr Baby. Sie wohnt gemeinsam mit ihrem Mann, dessen Bruder und dem Baby in einem einfachen Zimmer; daran ist sie gewöhnt und strebt nach nichts anderem. Oft scheint es mir, als sei sie trotz allem glücklicher als ich. Sie kann sich über Kleinigkeiten freuen wie ein Kind, das mit noch völlig unschuldigen Augen ins Leben blickt. Im Laufe der Zeit wächst sie mir sehr ans Herz und als ich zwei Monate später das Krankenhaus verlasse, bin ich sehr dankbar über die Begegnung mit dieser Frau aus einer völlig anderen Kultur.

Der Film, in dem ich mitspielte, hatte mit dem Unfall schlagartig die Szene gewechselt. Ich befand mich im Schock, und die Schmerzen in meinem Körper konnte ich nur mit Unmengen von Schmerz- und Beruhigungsmitteln ertragen. Aber da war auch eine tiefe Erleichterung, weil die unerträgliche Orientierungs- und Aussichtslosigkeit der Tage und Wochen davor sich aufgelöst hatte. Plötzlich hatte alles wieder eine Richtung und einen Sinn. Ich war wieder in Kontakt mit mir selbst und froh, nun für eine Zeitlang aus dem Leben heraustreten zu können und Raum für die Heilung meines Körpers und vor allem auch meiner Psyche zu haben. Durch die äußere Notwendigkeit würde das auch jeder akzeptieren, vor allem ich selbst.

Madhur tauchte mit einem Blumenstrauß an der Tür auf und lächelte mich an. Ich war froh ihn zu sehen, nicht weil ich ihn wirklich sehen wollte, sondern weil es ein bekanntes Gesicht inmitten all der Fremden war. Er bot mir an, sich um mich zu kümmern so lange es nötig sei. Ich nahm sein Angebot an, erleichtert darüber, in meiner Hilflosigkeit nicht allein zu sein. Er rief seinen Manager an, um seine Shows für die kommenden zwei Monate abzusagen, und verschob seinen Rückflug bis auf weiteres. Auch sagte er allen Freunden, die sich um mich kümmern wollten, dass ihre Hilfe nicht gebraucht würde, und plötzlich fand ich mich in der Situation wieder, ganz von ihm abhängig zu sein. Aber das änderte nichts an der Tatsache, dass ich ihn nicht so liebte, wie er es sich wünschte.

Nachdem der Nebel der Narkose nachließ, wurde ich hungrig. Madhur besorgte Papaya, pürierte sie und Sunanda fütterte mich damit wie ein kleines Kind. Hier würde es keine Bulimie geben: Denn ich konnte nicht selbst essen, und nicht aufstehen, um aufs Klo zu gehen; und es war mir wichtig, die Heilung meines Körpers nicht zu behindern. Ich aß sehr bewusst, verzichtete auf Zucker und raffiniertes Mehl, Milchprodukte und Fleisch. Mit Früchten, frischer Kokosmilch, Salat, Vollkornreis, Linsen und etwas Kraftnahrung kam ich die folgenden zwei Monate gut über die Runden und war sehr zufrieden mit dem, was ich aß.

Ich wurde in ein Einzelzimmer verlegt, wo es auch ein Bett für Angehörige gab, das Madhur bezog. Er würde von abends acht bis morgens acht bei mir sein und meine persönliche Krankenschwester die restliche Zeit. Madhur bestand auf diese Regelung, da ich nicht aufstehen und mich von daher nicht wehren konnte, falls mich jemand ausrauben oder vergewaltigen wolle, was wohl in indischen Krankenhäusern manchmal passierte. Es war ungewohnt für mich, rund um die Uhr Gesellschaft zu haben, aber es erleichterte mich zu sehen, dass ich auch bestehen konnte, ohne mich ins Alleinsein zurückzuziehen, um in der Heimlichkeit abgespaltene Seiten auszuleben. Es kamen bekannte und unbekannte Gesichter zu Besuch und mein Zimmer füllte sich mit Blumen. Ich war von dem Mitgefühl und der Aufmerksamkeit tief berührt, obwohl ich auch spürte, dass einige nur die Neugierde hergeführt hatte. Ich wurde mit Kristallen beschenkt, mit *Bachblüten* und *Aura-Soma,* eine *Orgonmaschine* wurde aufgestellt, um damit kosmische Energie auf mein verletztes Bein zu strahlen, ich bekam Vitamin-E-Öl für die Narbe und Bücher gegen die Langeweile. Zwei Ärzte aus der Kommune erschienen, sie würden sich in der nächsten Zeit zusätzlich um mich kümmern und alles Medizinische mit den indischen Ärzten besprechen.

Mein behandelnder Arzt stellte sich mir vor. Ich mochte ihn sofort, wie auch all die anderen Ärzte, mit denen ich im zu tun hatte. Keiner von ihnen hatte diese Arroganz, mit denen sich deutsche Ärzte gerne umgeben. Sie waren sehr liebevoll und menschlich und gaben einem das Gefühl, geachtet zu werden. Eine weitere Operation war notwendig. Eine Hüftgelenkpfanne war durch den Aufprall zerschmettert und der Oberschenkelhals in meinen Unterleib gedrückt worden. Der Arzt hatte das Bein bei der Operation wieder herausgezogen. Jetzt musste die Gelenkpfanne wiederhergestellt werden, ein schwieriges Unterfangen, da es sehr viele kleine Knochensplitter gab, die wieder richtig zusammengesetzt werden mussten. Das konnte nur von einem Spezialisten aus Bombay gemacht werden. Außerdem brauchte ich dafür fünftausend Mark.

Die Kommuneleitung nahm Kontakt zu meiner Familie auf, um sie zu bitten, mir möglichst schnell das Geld zu schicken. Mir war klar, dass ich meiner Familie gleichgültig war, und ich sorgte mich, woher ich das Geld für die OP bekommen würde. Doch ich hatte mich getäuscht. Meine Familie überwies sofort das Geld an die Deutsche Botschaft und war sehr besorgt. Ich konnte nicht fassen, dass ich ihnen den Aufwand und das viele Geld wert war, und plötzlich wurde mir klar, dass sie mich liebten, immer geliebt hatten und zu mir standen. Meine Seele brauchte so sehr das Gefühl, gewollt zu sein. Ich musste, um weiterleben zu können,

wissen, dass mein Dasein begrüßt wurde. Die Liebe und Fürsorge, die ich plötzlich von allen Seiten erhielt, war essenziell
und ich nahm sie voller Dankbarkeit an. Meine Familie versuchte wiederholt, mit meinen Ärzten und mir telefonisch
Kontakt aufzunehmen, doch wie es in Indien zu dieser Zeit
so war, brauchte es viele Versuche und mehrere Tage vergingen, eh das gelang. Als mein Telefon am Nachttisch klingelte, war einer meiner Brüder am anderen Ende. Er sagte, dass
sie sehr besorgt seien, vor allem auch über die medizinische
Versorgung in Indien, und dass sie versuchen würden, für
mich einen Transport nach Deutschland zu organisieren. Das
ging mir zu weit. Ich wollte selbst bestimmen, wie und wo
meine Heilung stattfand, und spürte, wie wichtig es für mich
war, noch in Indien und vor allem in der Nähe der Kommune zu bleiben.

Der Gedanke an ein deutsches Krankenhaus erfüllte mich
mit einem Gefühl des Grauens. Ich wollte hier blieben, wo
ich menschliche Wärme spürte, meine Freunde mich besuchen konnten, wo Oshos Präsenz nah war, und außer
meinem Körper auch die Seele Heilung erfahren konnte.
Meine Familie bedrängte mich. In diesen Tagen lernte ich
schätzen, dass in Indien nichts richtig funktioniert, denn das
Telefongespräch mit meinem Bruder wurde plötzlich aus
unersichtlichen Gründen unterbrochen und auch am folgenden Tag schwieg das Telefon. Über einen Arzt erhielt ich die
Nachricht, dass einer meiner Brüder herkommen würde. Ich
wollte und brauchte ihre Hilfe, aber es war so unendlich
wichtig, dass sie mich auf dem Weg unterstützten, den ich
für mich ausgewählt hatte; sie sollten mir vertrauen, auch

wenn sie meinen Weg nicht verstehen konnten, und mir nicht ihren Willen aufzwingen. Die Tage verstrichen, der Hüftspezialist in Bombay war nicht zu erreichen und ich fragte mich schließlich, ob es vielleicht doch besser wäre, nach Deutschland zu reisen. Dem stand aber mein körperlicher Zustand im Weg, jede Bewegung war gefährlich und schmerzhaft.

Und schließlich, als ich gerade den Entschluss gefasst hatte, einem Transport nach Deutschland zuzustimmen, erschien freudestrahlend mein indischer Arzt. Er hatte den Hüftspezialisten endlich erreicht, und wie es der Zufall so wollte, war dieser gerade in der Stadt auf einer Hochzeit. Am Nachmittag schneite er dann in mein Zimmer – im feinen Hochzeitsanzug und umwölkt vom Duft seines Rasierwassers. Er betrachtete mich und meine Röntgenbilder, stellte ein paar Fragen und sagte dann kurz, was er machen würde.

Auf meine Frage, ob alles wieder in Ordnung käme, lächelte er mich an mit dem Kommentar, dass ich in vier Wochen wieder tanzen würde. Das war eine Lüge, aber sie machte mir Mut und ich war sehr dankbar für den Optimismus, den er mir gab. Mir war sofort klar, dass ich mich in die Hände dieses Chirurgen begeben würde. Zwei Tage später war es so weit. Sunanda erschien an diesem Morgen früher als normal, um mich zu waschen und für die OP vorzubereiten. Dann wurde ich vorsichtig auf eine Bahre gehoben, um in ein anderes Krankenhaus zur Erstellung einer Computertomografie gebracht zu werden.

Der Transport war eine Reise mit Hindernissen. Zuerst fehlte der Schlüssel für den Krankenwagen und als dieser schließlich auftauchte, war der Fahrer verschwunden. Meine Liege wurde vor dem Krankenhaus abgestellt und die Helfer verschwanden für eine gute Stunde. Ich genoss die Wartezeit, endlich wieder im Freien! Der Himmel erschien mir so unendlich schön, weit und voller Frieden, und mir wurde plötzlich so klar, wie wenig ich von dieser Schönheit wahrgenommen hatte als sie noch selbstverständlich war und wie selten ich den alltäglichen Wundern meine Aufmerksamkeit geschenkt hatte. Dann tauchten alle Helfer wieder auf und verfrachteten mich in den Krankenwagen. Noch ganz im Schock verhaftet, machte mir die Fahrt Angst. Ich fantasierte, wir könnten in einen Verkehrsunfall verwickelt werden, befürchtete von der Liege zu fallen oder dass mich jemand ungeschickt anrempeln und dabei mein Bein abbrechen könnte. Sunanda und ein Arzt aus der Kommune waren bei mir. Trotz den Befürchtungen ging alles gut und als wir uns auf der Rückfahrt befanden, hatte ich das Gefühl, einen Meilenstein hinter mich gebracht zu haben.

Als wir wieder im Krankenhaus ankamen, war mein Bruder da und ich hatte noch zehn Minuten Zeit, um vor der OP mit ihm zu reden. Es war schön ihn zu sehen, ich war stolz darauf einen so liebevollen Bruder zu haben und tief berührt darüber, meiner Familie so viel zu bedeuten, dass sogar die Reise nach Indien nicht zu viel war. Er erzählte mir von den Zweifeln, die sie zur medizinischen Versorgung gehabt hatten, und dass sein eigentliches Anliegen gewesen war, mich zum Rücktransport zu bewegen. Nach einem Gespräch mit den Ärzten wäre ihm allerdings schnell klar geworden, dass ich hier in guten Händen war. Sein Dasein machte mich glücklich und als ich schließlich in den OP-Saal gefahren wurde, war ein tiefes Gefühl von Frieden in mir, von Vertrauen und Zuversicht.

Was in den folgenden vier Stunden passierte, weiß ich aus Erzählungen: Der Chirurg suchte die einzelnen Knochenteile mithilfe der Computertomografie zusammen, bohrte, verschraubte sie und setze sie dann an den richtigen Stellen wieder ein. Auf diese Weise rekonstruierte er meine Gelenkpfanne mit viel Geduld und Fingerfertigkeit wie ein Puzzle und vollbrachte eigentlich ein Wunder. Das Ärzteteam des Hauses schaute ihm dabei fasziniert zu, es wurden sogar Fotos gemacht, eines davon, die Darstellung meines aufgeschnittenen Oberschenkels, wurde mir geschenkt und dient mir hin und wieder als „Erinnerungsfoto".

Als ich aufwachte wusste ich, dass alles gutgegangen war und ich Beistand von einer höheren Instanz gehabt hatte. Mir war, als hätte ich ein zweites Leben geschenkt bekommen. Die folgenden sechs Wochen war ich noch ans Bett gefesselt. Durch meinen Unterschenkel führte ein Metallstift, an dem ein schweres Gewicht angebracht war, um mein Hüftgelenk von der Pfanne wegzuhalten, damit diese heilen konnte. Hier gab es kein Weglaufen mehr und es blieb mir nichts anderes übrig, als mich mit mir selbst zu konfrontieren. Und überraschenderweise war es ganz einfach. Alles was ich tun musste, war das zu akzeptieren, was ist.

Als das erste Mal der Verband abgemacht wurde und ich die Operationswunde sah, war mir, als sähe ich meine Selbstzerstörung verbildlicht vor mir. Die Wunde war circa dreißig Zentimeter lang und verlief über den ganzen Hintern bis

zum Oberschenkel und war mit großen Stichen zusammengehalten. Das Ganze erinnerte an Frankenstein, ein kaltes
Schaudern überkam mich und ich begann zu weinen. Nicht
etwa, weil ich Angst davor hatte, nun einen entstellten Hintern zu haben, sondern weil ich in diesem Moment das Ausmaß meiner Selbstzerstörung realisierte und Mitgefühl mit
mir bekam. Wie sehr ich doch meine eigene Liebe und Zuwendung brauchte! Ich würde von nun an meinem Körper
und meiner Seele alles zur Heilung Notwendige geben und
mir selbst eine Mutter sein!

Es stellte sich außerdem heraus, dass mein Ischiasnerv verletzt war. Die stetigen Schmerzen wurden zusehends unerträglicher, ich weinte viel und manchmal schrie ich einfach,
um Erleichterung zu finden. Mein Arzt empfahl mir, therapeutische Hilfe in Anspruch zu nehmen und so besuchte
mich zweimal pro Woche ein indischer Psychotherapeut,
hörte mir zu und hatte viel Verständnis. Er verstand wahrscheinlich nicht viel, aber das war egal. Es tat gut, mir meine
Ängste und Sorgen von der Seele zu reden.

Mein Bruder blieb zehn Tage. Er erzählte von Zuhause,
wie sich alle um mich sorgten und von seinem kleinen Sohn,
der gerade das Licht der Welt erblickt hatte. Also war ich
jetzt frisch gebackene Tante und hätte um ein Haar verpasst,
meinen kleinen Neffen jemals zu Gesicht zu bekommen.
Alle meine Brüder und meine Mutter hatten Geld für mich
gespendet. Sogar mein Vater trug dazu bei. Ich merkte, dass
sie mich liebten, auf ihre Art und so gut sie konnten. Ich
hatte so viele Widerstände gegen alles und jeden und eigentlich schnürte ich mich damit selbst vom Leben ab.

Die Menschen waren mir nicht so schlecht gesonnen, wie ich es ihnen unterstellt hatte.

Nach zwei Monaten im Bett konnte ich im Rollstuhl sitzen. Ziemlich ängstlich bestieg ich mit fremder Hilfe dieses eigenartige Gefährt, was mir noch einige Monate lang dienen sollte und erkundete voller Erstaunen die Welt hinter meiner Zimmertür. Als ich das Leben da draußen erblickte, bemerkte ich erst, wie still ich geworden war. Ich fühlte mich verletzlich, zart, ruhig und bescheiden. Um mich herum pulsierte das Leben und hatte es die ganze Zeit über getan, während für mich die Zeit stehen geblieben und meine Energie nach innen gegangen war. Ich konnte es kaum erwarten in die Kommune zu kommen, aber sie hatte sich während meiner Abwesenheit verändert.

Es war mittlerweile Mitte April und bis auf ein paar Leute, die über die Regenzeit blieben, waren die meisten abgereist. Die Leere schmerzte mich, plötzlich fühlte ich mich fremd in diesem Land, verloren und unsicher. Deutschland erschien mir dagegen wie Heimat, fester Boden unter den Füßen, vertraute Umgangsformen, Muttersprache, bekannter Rhythmus, Geborgenheit und Sicherheit.

Mit meinem Knie stimmte etwas nicht, der Beugungswinkel wurde täglich geringer. Obwohl ich regelmäßig an einer Bewegungsschiene trainierte, war es inzwischen beinahe steif. Da ich sowieso bald nach Deutschland fliegen würde, machte ich mir aber darüber nicht allzu viele Sorgen.

Im Rollstuhl zurück nach Deutschland

Die Rückreise war ein Abenteuer. Ich genoss den Ausflug aus der langen Isolation und die außergewöhnliche Behandlung als Rollstuhlfahrerin auf dem Flughafen: Es gab kein Warten beim Einchecken, kein Anstehen an der Passkontrolle und meine zwanzig Kilo Übergewicht im Gepäck wurden widerstandslos akzeptiert. Krankenpfleger schoben mich durch die Flughäfen, zum Warten wurde ich in die Lounge der 1. Klasse gebracht, wo meinem Freund und mir mit Häppchen und Fernsehen die Zeit verkürzt wurde. Zum Glück hatte ich diesmal mein Zimmer in München behalten, wo mich Madhur gewissenhaft ablieferte. Und als er am folgenden Morgen abreiste, waren wir beide froh, diesen gemeinsamen Abschnitt unseres Lebens hinter uns gebracht zu haben.

Jetzt begann eine Zeit der Abgeschiedenheit, in der es kein Ausweichen vor der Begegnung mit meiner inneren Leere gab. Zuerst verbrachte ich drei Wochen in meinem WG-Zimmer. Besuche meiner Freunde, die ich zu haben glaubte, blieben fast gänzlich aus und selbst meine Mitbewohner ließen sich äußerst selten blicken. Nur, ohne fremde Hilfe war ich nicht in der Lage, vom Bett aufzustehen. Ich konnte weder den Rollstuhl benutzen, um mich in der Wohnung fortzubewegen, noch das Haus verlassen. Ein mobiler Pflegedienst kümmerte sich um mich. Die Zeit war pro Tag auf drei Mal fünfzehn Minuten beschränkt, was gerade ausreichte, um mir beim Waschen behilflich zu sein, den Kloeimer auszuleeren und ein paar Einkäufe vorbeizubringen. Manchmal schaffte ich es noch, in dieser Zeit etwas zu essen zu machen. Ich kam mir vor wie eine Last und hatte keinen Mut, diese Last anderen aufzubürden. Gelegentlich kam mein Hausarzt vorbei. Er verschrieb mir Krankengymnastik, aber es war mir unmöglich, zu einer Praxis zu gelangen.

Mit der Heilung ging es nicht voran. Das Knie machte mir Sorgen, da es zwischenzeitlich fast steif war, es waren fast drei Monate vergangen, seitdem ich es das letzte Mal bewegt hatte. In mir wuchs die Angst, es würde für immer steif bleiben. Nach drei Wochen in meinem Zimmerchen, in denen nichts passierte und nichts voranging, organisierte ich eine Fahrt ins Krankenhaus, um mich von einem Fachmann untersuchen zu lassen. Hier vergingen Stunden wartend in irgendwelchen Gängen, umgeben von Leid und Jammer und gestresstem Pflegepersonal. Schließlich wurde ich untersucht und geröntgt und als mir der Arzt das zermürbende Ergebnis mitteilte, brach ich in Tränen aus: Im Kniegelenk war ein Knochensplitter, der dringend entfernt werden musste. Die Qualität der indischen Röntgenbilder war zu schlecht, als dass man ihn darauf hätte erkennen können. Die Hoffnung, bald wieder auf eigenen Beinen zu stehen, zerplatzte wie eine Seifenblase und die Vorstellung, nochmals aufgeschnitten zu werden, erfüllte mich mit panischer Angst. Dennoch war ich froh über die baldige Aufnahme ins Krankenhaus und darüber, dem scheinbaren Dahinsiechen in meinem Zimmerchen ein Ende zu setzen.

Im Krankenhaus teilte ich das Zimmer mit drei Frauen, in deren Gesellschaft ich mich sehr wohl fühlte. Wir alle waren Beinpatienten und konnten nicht eigenständig aufstehen, alberten über unsere Situation und unsere Hilflosigkeit und hatten Spaß, uns abzusprechen, wann wir den Krankenpfleger wegen des Töpfchens rufen wollten. Ich war mit meinen dreißig Jahren die Jüngste, die anderen waren fünfundvierzig, sechzig und achtzig Jahre alt und der Austausch mit ihnen war nährend. Wie schon beim Zusammensein mit Sunanda, spürte ich wieder, wie heilsam die Gegenwart von Frauen für mich war und dass ich daran einen Mangel hatte.

In der Nacht vor der OP hatte ich Albträume, aber alles ging gut und die Ärzte schienen zufrieden mit ihrer Arbeit. Mein Bein sah komisch aus: Es war mittlerweile bis auf den Knochen abgemagert und das Knie, von der OP geschwollen, sah aus wie eine große Kugel inmitten all der Knochen. Diese aufgeschwollene Wunde tat furchtbar weh und war ein Spiegel der Verletzlichkeit, die ich fühlte. Aber alles war auch von der Gewissheit begleitet, beschützt zu sein. Ich vertraute darauf, dass diese Zeit von äußerster Wichtigkeit war, um eines Tages wieder selbstständig laufen zu können und schmerzfrei zu sein.

Zehn Tage nach der OP wurde ich für zwei Monate in eine Reha-Klinik gebracht, dort war ich mit Abstand die Jüngste, alle anderen waren Rentner. Das hatte damit zu tun, dass die Klinik nur Leute aufnahm, die über die Rentenkasse versichert waren, und ich, da ich zwischenzeitlich über das Sozialamt versichert war, auch irgendwie in deren Kriterien passte. Als mir klar wurde, dass ich die nächsten Monate umgeben von alten Leuten verbringen würde, legte sich eine Wolke von Trostlosigkeit über mich. Ich wurde von einer Pflegerin in mein Zimmer gebracht, mit Blick ins Grüne, ausgestattet mit Bett, Schrank, Tisch, Fernseher und Bade-zimmer. Als die Tür hinter mir zufiel, hatte ich das Gefühl, das Ende einer Sackgasse erreicht zu haben. Dennoch war ich auch froh darüber, endlich an einem Ort zu sein, wo ich mit meinem Rollstuhl beweglich war und mir kompetente Krankengymnasten beistehen würden.

Im Zimmer hing ein großer Wandspiegel, darin betrachte-te ich mich. Mein Körper war abgemagert, die Muskeln hat-ten sich abgebaut und bei meinem Anblick kam mir die Assoziation an ein Bügelbrett. Mein verletztes Bein hing an mir runter wie ein nasser Sack, so, als würde es nicht zu mir gehören. Und ich wusste nicht, ob sich der verletzte Ischias-nerv regenerieren und die Muskeln wieder richtig funk-tionieren würden. Ich war verwundbar, dünnhäutig. Mein Knie sah noch immer schlimm aus und tat auch dementspre-chend weh. Es zeigte sich aber, dass die Wunde gut heilte und die Schwellung allmählich zurück ging.

Als ich beschloss, die heftigen Schmerz- und Beruhigungs-mittel, die ich drei Monate lang genommen hatte, abzu-setzen, schwappte eine weitere Welle von Verzweiflung, Schmerz und Verlassenheitsgefühle über mich. Mehrere Stunden am Tag weinte und schrie ich – es brach einfach aus mir heraus, durchweichte mich wie ein Stück Stoff, das allmählich vom Regenwasser durchtränkt wird. Die Qual, die sich durch meine Tränen ausdrückte, schien kein Ende zu nehmen. Alles, was bis dahin noch Bedeutung hatte, war unwichtig geworden.

In der Abgeschiedenheit meines Zimmers in der Reha-Klinik gab es nur noch Leere und Schmerz und all das, wovor ich mein Leben lang weggelaufen war. Es gab keine Möglichkeit auszuweichen oder mich abzulenken. Aber etwas gab es, das mir Trost spendete: das Malen. In stundenlanger Feinarbeit fügte ich mit Buntstiften weiche Formen in bunten Farben zusammen, und was daraus entstand, gefiel mir. So konnte ich meine Sehnsucht nach Harmonie, Schönheit und Frieden ausdrücken, und das feine Arbeiten mit den bunten Farben tropfte auf meine Seele wie eine heilende Tinktur.

Es gab eine alte Dame unter den Patienten, mit der ich im Laufe der Zeit Freundschaft schloss. Ihre humorvolle, liebevolle Art tat mir gut. Eigentlich gab es nichts, worüber sie hätte lachen können, aber sie scherzte über die Unzulänglichkeiten des Lebens und nahm dem damit die Schwere. Ihre Art, mit dem Unveränderbaren umzugehen, hatte etwas erstaunlich Heilendes und ich entwickelte im Laufe der Zeit eine große Achtung vor ihr, die ihr hartes Schicksal mit so viel Humor trug, statt die Verbitterung der anderen Patienten zu teilen. Mit ihrem großen Herzen brachte sie einen Funken Hoffnung in die Runde der Dahinsiechenden.

Die Ärzte und das Pflegepersonal waren stets überfordert und konnten keinem der Patienten die Zuwendung geben, die er gebraucht hätte. Manchmal hatte ich den Eindruck, sie hassten uns. Natürlich gab es auch einige Ausnahmen, meist junge Menschen, deren Idealismus noch nicht verbraucht war. Es tat mir weh, die alten Leute zu sehen, mir vorzustellen, dass jeder von ihnen einst jung gewesen war, voller Hoffnungen und Lebenskraft. Wie Blumen waren sie verblüht und niemand schien ihnen Respekt entgegenzubringen oder von ihren Lebenserfahrungen lernen zu wollen. Das Leben hatte sie hierher gebracht, weitere Krankenhausaufenthalte würden folgen und dann ein Platz in einem Altersheim. Eine erschreckend würdelose Sackgasse, aus der sie am Ende nur noch der Tod befreien würde, und selbst den fürchteten sie. Wie Ertrinkende hafteten sie sich an die Ärzte und gaben ihnen erschreckend viel Macht. Ich hörte mir Lebensgeschichten an und immer stellte ich verblüfft fest, dass sich deren Leben von dem der Leute meiner Generation nicht unterschied, nur der Zeitgeist war ein anderer. Ich kam mir so privilegiert vor, weil ich jung war, wieder gesund werden würde und die Erfahrungen, die ich hier machte, nutzen konnte. Diese alten Menschen halfen mir zu verstehen, dass es an der Zeit war Verantwortung für mich zu übernehmen.

Mühsam aber stetig machte ich Fortschritte. Zuerst lernte ich alleine aufzustehen und in den Rollstuhl zu steigen. Dann ließ ich dieses Gefährt hinter mir und erhielt Krücken, deren Handhabung sich anfangs als äußerst mühsam erwies. Dann getraute ich mich, mein krankes Bein zu belasten. Ich hatte noch immer große Sorge, dass es mich niemals mehr tragen würde. Doch es stellte sich heraus, dass der verletzte Ischiasnerv sich regenerierte und der Wiederaufbau meiner Muskeln voran ging. Meine größte Furcht, gelähmt zu sein, hatte sich nicht bewahrheitet und trotz großer Nervenschmerzen und einem Lauftempo, das dem einer Schnecke glich, war ich voller Dankbarkeit. Als der Tag meiner Entlassung kam, war ich froh, mich selbstständig mit meinen Krücken bewegen zu können und zurück ins normale Leben zu treten, das mir ungemein verlockend erschien.

Zurück im Leben

Im Münchner Osho-Zentrum war zufällig ein kleines Dach-
zimmer frei, gerade groß genug, um ein Bett unterzu-
bringen; da zog ich ein. Endlich konnte ich wieder Freunde
treffen und mich über andere Dinge als Krankheiten unterhalten. Ich freute mich sehr über meine wiedergewonnene
Freiheit und über die fortschreitende Gesundung meines
Körpers. Außerdem war ich, als Nebenprodukt des Ganzen,
meine Bulimie losgeworden. Ich ernährte mich durchgehend gesund und ausreichend, aß regelmäßig und machte
mir übers Essen ansonsten keine Gedanken. Durch die Not-
situation war meine Essstörung einfach in den Hintergrund
getreten. Ich blickte auf die vergangenen fünf Monate
zurück, in denen ich vielen inneren Gespenstern begegnet
war. In mir war eine Veränderung passiert. Ein Gewicht war
von mir abgefallen und etwas in mir war still geworden.

Finanziell wurde ich durch diese Zeit vom Leben getragen.
Es war eigenartig: Ohne mein Zutun war von überall her
Geld gekommen, von meiner Familie, von Freunden und
dem Sozialamt und es fühlte sich an, als hätte das Leben
selbst eine Auszeit für mich kreiert, in der ich mich um mich
selbst kümmern sollte. Erst als ich meine Krücken zur Seite
stellte und wieder selbstständig laufen konnte, ging mein
Geld zur Neige und ich beschloss, meine Arbeit als Straßen-
künstlerin wieder aufzunehmen. Hinkend kam ich dann in
meinem Kostüm auf dem Marienplatz an, stellte mich auf
das Podest und erstarrte zu einer Puppe. Solange ich still
dastand, merkte man mir meine Verletzung nicht an und

auch die nötigen Bewegungen konnte ich problemlos machen. Ich war erleichtert, dass es funktionierte, nur war ich viel durchlässiger geworden, hatte kein dickes Fell mehr. Aber alles lief gut, ich verdiente und gelegentlich bekam ich einen privaten oder Firmenauftritt dazu. Ich nahm mir vor, in der nächsten Saison mein Geld anders zu verdienen. Nicht nur, weil mir die Straße zu rau erschien, ich hatte auch das ewige Stillstehen satt, wollte wieder eine Rolle spielen, in der ich sprechen und mich bewegen konnte, und vor allem hatte ich Sehnsucht etwas Komisches zu machen. Aber für eine Umsetzung sah ich noch keinen Weg. Also machte ich alles weiter wie bisher, um am Ende des Jahres nach Indien zu reisen. Alles andere würde sich ergeben.

Ich traf mich wieder mit Gitamo und nichts hatte sich geändert: Er hatte seine Freundin und diverse Geliebte, von denen ich eine war. Jedes Mal, wenn er ging, blieb bei mir Schmerz und eine abgrundtiefe Leere zurück. Dann lernte ich Nartan kennen und hoffte, durch ihn diesem Gefühl des Verlassenseins zu entkommen. Als wir uns das erste Mal verabredeten, ging es mir eigenartig, aber ich konnte nicht so richtig ausmachen, was mit mir los war. Ich fühlte mich einfach lethargisch und aufgebläht. Und plötzlich begann ich mich wieder wie ferngesteuert zu überessen und zu übergeben – das aufgeblähte Gefühl war weg und ich wieder bereit, in ein neues Abenteuer zu springen, das nach dem ersten Date endete. Ich fühlte mich in meiner Unfähigkeit und Wertlosigkeit wieder bestätigt und verachtete den Mann dafür. Nähe mit einem Mann zu haben und gleichzeitig die eigene Würde zu behalten, schienen sich zu widersprechen.

Ich konnte einfach nicht erkennen, was mich daran hinderte, einem Mann in Liebe zu begegnen. Der Bulimiekreislauf war wieder angelaufen und im Handumdrehen war ich mittendrin. Alles, was ich durch den Unfall gelernt hatte, war bedeutungslos geworden. Ich verachtete mich dafür, ein hoffnungsloser Fall zu sein und gab mich entsetzt meiner Niederlage hin.

Im Herbst stellte ich meine Sachen unter und flog wieder nach Poona. Alle waren froh, mich lebend und nur leicht hinkend wiederzutreffen, aber ich konnte die Freude nicht so richtig teilen, denn ich fühlte mich schuldig, all die Zuwendung konsumiert und doch nichts dazugelernt zu haben. Und dennoch hatte sich etwas in mir verändert, ein Same hatte angefangen zu sprießen, war ein kleines Pflänzchen geworden und wuchs ganz im Stillen weiter. Ich pflegte es und eine Instanz in mir vertraute diesem Wachstum trotz aller Schuldgefühle und den erdrückenden Erwartungen an mich selbst.

Ich machte bei einigen Theaterprojekten mit, hatte dabei extrem viel Spaß und erlebte eine kreative und lustige Zeit mit tollen Leuten. Die Arbeit, die Vorführungen und die Kontakte nährten mich. Aber auch Gitamo war hier, er hatte eine neue Freundin, in die er offensichtlich sehr verliebt war, und beachtete mich nicht. Immer wenn ich ihn sah, schrumpfte ich zusammen, wieder war da dieser Knebel in meiner Kehle. Weder konnte ich ihn loslassen, noch hatte ich den Mut ihn anzusprechen. Ich hatte nicht die Kraft zur Dynamischen zu gehen und nicht die Bereitschaft oder das Bewusstsein, Verantwortung für meinen Schmerz zu übernehmen. Die Monate zogen vorüber in einer Mischung aus extrem schmerzhaften, aber auch wunderschönen Momenten und ich fühlte mich wie eine Nussschale auf dem Meer. Was die Wellen auf diesem unruhigen Gewässer aber am meisten zum Aufbrausen brachte, war das schmerzliche Gefühl, dass hier kein Zuhause mehr für mich war.

Orientierungslosigkeit begann sich in mir breit zu machen. Ich fing an, mir Gedanken darüber zu machen, was mich in Deutschland erwarten würde. Und dann erhielt ich ein Fax von Paul, einem Zauberer, den ich bei einem Auftritt kurz vor meiner Abreise kennengelernt hatte. Er lud mich zu einer Kreuzfahrt ein, wo er während einer dreiwöchigen Reise auftrat und eine Person zur Begleitung mitnehmen konnte. Die Reise würde von Japan nach Australien führen und wenn wir Lust hätten, könnten wir dabei einiges proben und ausprobieren. Ich sagte zu und besorgte mir noch in Indien ein Visum für Australien.

Zurück in Deutschland packte ich einige Theater-Kostüme, Make-up und genügend Klamotten für drei Wochen ein und fuhr zu meinem Kollegen.

Showbusiness

Unsere Reise startete am Frankfurter Flughafen, wo wir mit zehn Koffern „Künstlergepäck" eincheckten. Es war eigenartig mit einem Menschen zu verreisen, den ich erst ein Mal gesehen hatte, aber gleichzeitig aufregend, spontan in dieses neue Abenteuer zu springen.

Sowieso hatte ich nichts Besseres zu tun und ich erhoffte mir, dass sich eine fruchtbare Zusammenarbeit entwickeln würde. Paul war zehn Jahre älter als ich, nett, hilfsbereit und vielleicht ein bisschen schüchtern. Er schätzte mich und in seiner Gegenwart fühlte ich mich sicher und beschützt. Mir gefiel sein Humor, wir lachten viel und erfanden allerlei Unsinn, den wir im Laufe der Reise umsetzten und auf der Bühne ausprobierten. Wir sprudelten über vor Kreativität und Ideenreichtum und das Auftreten mit ihm machte sehr viel Spaß. Er war ein gestandener Künstler mit langer Bühnenerfahrung, der nicht nur perfekt zaubern konnte, sondern auch urkomisch und ein klasse Schauspieler war. Unser Auftritt war wie ein Tennismatch, wir spielten uns die Bälle zu, und was sich daraus entwickelte, machte nicht nur uns, sondern auch dem Publikum ungeheuren Spaß.

Nach der Reise traten Paul und ich weiterhin miteinander auf, er nahm mich einfach zu den Auftritten als seine Assistentin mit. So stand ich plötzlich auf allen möglichen großen und kleinen Bühnen und zusammen waren wir ein witziges Gespann. Wir ernteten auch hier viel Applaus, gute Kritiken und Geld. Doch vor allem hatte ich das Gefühl, mich endlich ausspielen zu können und zu zeigen, was in mir steckt. Ich war sehr dankbar für diesen wunderbaren Bühnenpartner, der meine Talente förderte, und es freute mich, dass ich ihm durch meinen Ideenreichtum, mein Improvisationstalent und meine Experimentierfreude auch etwas geben konnte.

Nur eines machte mir Sorgen: Ich hatte den Eindruck, dass er mir näher kommen wollte als mir lieb war. Er war verliebt und litt unter meiner Zurückweisung, ich hingegen fühlte mich bedrängt und es machte mich wütend, dass er immer wieder versuchte meine Grenzen zu überschreiten. Die Situation wurde für uns beide unerträglich und schließlich packte ich meine Koffer und ging.

Ich suchte mir wieder in München ein Zimmer und trat als „Lebende Puppe" auf der Straße auf. Es folgte eine Phase, in der ich voller Energie war, die ich voll und ganz für mich selbst nutzte. Ich stellte eine kleine Broschüre zusammen, die ich an Künstleragenturen schickte, woraufhin ich ab und zu engagiert wurde. Außerdem fand ich einen Job als Köchin in einem Schwulencafé. Die Arbeit machte Spaß, ich fühlte mich wohl unter den Schwulen und war dankbar, dass sie mich in Ruhe ließen. Ab und zu kam ein Engagement als „Lebende Puppe" dazu und gelegentlich hatte ich doch wieder Auftritte mit Paul. Die Unabhängigkeit durch mein eigenes Zuhause und der Job im Café verbesserte die Beziehung zwischen uns. Zwar fühlte ich mich nach wie vor bedrängt und hatte Schuldgefühle, dass ich seine Liebe nicht erwidern konnte, aber die Distanz zwischen unseren Begegnungen tat gut und beruhigte die Situation jedes Mal.

Die Bulimie verschwand für mehrere Monate. Ich genoss die Kraft, die ich zur Verfügung hatte, und das Gefühl von Freiheit. Das Essen verlor seine Wichtigkeit, ich nahm etwas zu und fühlte mich wohl in meinem Körper. Dann häuften sich die Auftritte mit Paul wieder, sodass wir erneut sehr viel Zeit miteinander verbrachten. Ich lernte bei den Jobs interessante Künstler kennen und damit auch Männer, die mir gefielen. Aber aus Rücksicht auf Paul hielt ich mich zurück. Ich begann mich eingesperrt zu fühlen, in mir staute sich

Wut an und aus Frust trank ich ziemlich viel Bier, was sich im Laufe der Zeit als Schwimmring um meine Hüften legte. Irgendwann glaubte ich dann, an der Situation zu ersticken. Und wieder flüchtete ich mich in die Bulimie zurück, wo ich meiner Verzweiflung und der Wut endlich Luft verschaffte. Und dann war endgültig die Zeit gekommen, unsere Zusammenarbeit zu beenden.

Durch Zufall lernte ich kurz darauf Roland kennen, einen Zauberer, der in mir die Bühnenpartnerin sah, nach der er gerade suchte, und ich war froh, wieder jemanden getroffen zu haben, mit dem ich zusammenarbeiten konnte. Die Arbeit mit ihm ging in eine neue Richtung. Roland war ein hervorragender Geschäftsmann und verhalf mir im Laufe der Zeit zu vielen Auftritten. Außerdem unterstützte er mich dabei, mir mein eigenes kleines „Unternehmen" aufzubauen. Ich dehnte mein Repertoire aus und entwickelte eine Vielfalt an Figuren und Kostümen. Meine Kreativität floss und erschien mir endlos. Wieder hatte ich den Eindruck, dass die Quelle voller wurde, je mehr ich ihr entnahm. Es erfüllte mich sehr, die vielen verschiedenen Gesichter, die in mir steckten, auszudrücken und meiner Verrücktheit auf kreative Weise Raum zu geben.

Neben der „Lebenden Puppe" und Comedy-Zauberei begann ich auch Comedy-Animation im Publikum zu machen, vor allem in der Rolle als „Komische Kellnerin" und „ältere schwäbische Dame". Ich probte meine Rollen, übte Zaubern und Luftballons modellieren, lernte mich professionell zu schminken, legte mir gute Kostüme, Requisiten und diverses Equipment zu und verdiente extrem viel Geld. Ich investierte in gutes Werbematerial, kaufte mir ein Auto, einen Computer und ein Faxgerät und mietete mir zum ersten Mal in meinem Leben eine eigene Wohnung, außerhalb Münchens, mit Blick über die Felder. Ich genoss es, für mich selbst sorgen zu können. Die Auftritte häuften sich, ich bekam Kontakte zu Agenturen, von denen ich zusammen mit meinem Partner oder mit anderen Kollegen und oft auch als Solistin gebucht wurde. Ich reiste viel, verbrachte meine Nächte in Hotelzimmern und lernte viele unterschiedliche Milieus kennen: Ich trat in Dorfgasthöfen und Luxushotels, Restaurants und privaten Geburtstagsfesten auf, auf Messen, Hochzeiten, Firmenfeiern, spielte auf großen und kleinen Bühnen, teilweise in Promi-Gesellschaften mit viel Geld und Presse. Ich genoss die Kreativität und Vielfalt meiner Arbeit und das erste Mal in meinem Leben hatte ich keine finanziellen Probleme. Ich war stolz auf mich und bekam mehr Vertrauen in meine Fähigkeiten.

Dann lernte ich Rob, einen Clown aus Köln kennen, in den ich mich ziemlich schnell verliebte. Wir telefonierten täglich mindestens eine Stunde miteinander und trotz der großen Distanz unserer Wohnorte trafen wir uns so oft wie möglich. Unsere Begegnungen waren harmonisch und freundlich, aber er wollte keine Liebesbeziehung mit mir. Trotzdem trafen wir uns, wenn immer es sich anbot, übernachteten im selben Bett. Aber mehr als einen Gutenachtkuss konnte ich nie ergattern. Er wusste eigentlich selbst nicht, warum er sich sperrte, und das vergrößerte meinen Schmerz, da ich nicht aufhören konnte mir Hoffnungen zu machen. Ich hatte das Gefühl, den Mann meiner Träume getroffen zu haben, und verstand einfach nicht, warum er mich nicht wollte, wo wir uns doch offensichtlich sehr mochten, uns intensiv austauschten und das gleiche Feuer für die Kunst hatten. Ich weinte mir die Verzweiflung aus der Seele, aber der Schmerz schien einfach nicht weniger zu werden.

Ich erlebte die gleiche Situation wie Paul sie mit mir erlebte, nur war ich diesmal auf der anderen Seite. Es war nicht zu übersehen, dass es mein Muster war, dass ich eigentlich immer eine der beiden Rollen einnahm. Aber wie ich das auflösen konnte, wusste ich nicht. Zwei Jahre lang lebte ich in diesem Schmerz und dann begriff ich allmählich, dass es sinnlos war, auf eine Öffnung von Rob zu warten, und begann ihn langsam loszulassen. Nachdem ich zwei Jahre durchgearbeitet hatte, flog ich diesen Winter wieder nach Poona. Es fiel mir extrem schwer, Urlaub zu machen, mein Handy zurückzulassen und für keinen erreichbar zu sein.

Schicksalhafte Fügung

Meine Poona-Reise startete an einem eisigen Wintertag und wurde wegen starker Schneeverwehungen in Paris unterbrochen. Wir Passagiere wurden in ein Hotel gebracht, wo ich deprimiert den ersten Tag meines ohnehin nur zwei Wochen dauernden Urlaubs verlor und auf einen baldigen Weiterflug hoffte. Erst sehr viel später sollte ich erkennen, dass diese Verzögerung ein wichtiger Meilenstein auf meinem Weg sein würde. Zwölf Stunden später stand ein Flugzeug zum Einsteigen bereit, auf das mehrere Flüge zusammengelegt worden waren. Unter anderem auch einer aus Holland, mit dem ein Freund von mir reiste. Ich hatte Sangeet schon jahrelang nicht mehr gesehen und das Wiedersehen war für uns beide eine große Freude; es zog uns wie zwei Magnete gleich zueinander. Während sich das Flugzeug in Richtung Bombay bewegte, kamen wir uns näher und als sich unsere Wege trennten, da er nach Goa weiterreiste war klar, dass wir uns wiedersehen würden.

Als ich in Poona ankam, war ich enttäuscht und alles ging mir auf die Nerven. Es tat mir weh, dass das, was meinem Leben einst einen Sinn gegeben hatte, sich auflöste. Und ich war froh durch meine Arbeit im Westen einen neuen Halt gefunden zu haben. Zwei Tage später kam ein Fax aus Goa, wo Sangeet sich nach mir sehnte, und noch am gleichen Tag buchte ich einen Flug. Er empfing mich herzlich und wir verbrachten die mir noch verbleibende Zeit miteinander. Bis auf die Morgenstunden, in denen er zum *Satsang* von Tyohar, einem erleuchteten Israeli ging, waren wir immer zusammen. Ich genoss die Nähe und das Gefühl von Zusammengehörigkeit, die gemeinsamen Unternehmungen und freute mich darüber, mich zwischendurch nicht mehr zwanghaft zurückziehen zu müssen. Ich fühlte ich genährt und hatte keinerlei Verlangen mich zu erbrechen. Dennoch war klar, dass die Beziehung nicht von Dauer sein würde, denn unsere Wege würden sich wieder trennen. Auf mich wartete in Deutschland meine Arbeit, und er wollte Tyohar folgen.

Ich zweifelte daran, dass es sich bei diesem gewöhnlich aussehenden jungen Israeli, den ich immer umgeben von seinen Anhängern am Strand Fußball spielen sah, tatsächlich um einen Erleuchteten handelte. Ich hatte gewissen Vorstellungen über Erleuchtung und in mir gab es ein Monopol, das ich Osho zusprach. Und es zog mich zu keinem neuen Guru, es gab andere Prioritäten in meinem Leben.

Ich flog zurück nach Deutschland, wo ich ein einwöchiges Engagement auf einer Messe hatte. Während dieser Zeit telefonierte ich oft mit Sangeet und wir schrieben uns Faxe voller Sehnsucht auf ein Wiedersehen. Dann beschloss ich, im Anschluss an die Messe nochmals zu ihm nach Goa zu fliegen. Einen Tag vor meiner Abreise erhielt ich ein Fax auf dem stand, dass ich bitte nicht seinetwegen kommen solle. Und als ich dann in Goa ankam, wurde mir klar warum: Er hatte sich in eine andere Frau verliebt; sie war zwar mittlerweile abgereist, aber hatte tiefe Spuren in seinem Herzen hinterlassen. Wir könnten ja Freunde sein! Ich war irritiert und sauer, zog aber trotzdem wie geplant bei ihm ein.

In Goa wimmelte es in diesem Jahr von Erleuchteten, die dort *Satsang* gaben. Von Selbstzweifeln und Orientierungslosigkeit getrieben beschloss ich, einen dieser *Satsangs* aufzusuchen. Der Erleuchtete hieß Cookoo und war ein Koreaner, ein ziemlich verrückter Typ. Es wurde dort geraucht und getrunken, gealbert und dummes Zeug geredet und ich zweifelte, ob ich hier etwas für mich finden würde. Dann stellte ich ihm eine Frage und die Antwort erstaunte und berührte mich. Ich weiß nicht mehr, was ich ihn gefragt hatte, aber er antwortete mir, dass meine Frage belanglos sei und es bei mir darum ginge, dass ich Männern zu viel gebe und eigentlich hoffte, das zurückzubekommen, was ich ihnen gab. Ich solle aufhören meine Energie an Männer zu verschwenden und stattdessen für mich selbst sorgen. Die Antwort traf mich wie ein Schlag. Am folgenden Tag zog ich in ein eigenes Zimmer.

Es begann mir besser zu gehen, aber da war noch immer ein Gefühl von Schwäche, so als hätte ich ein Loch in mir, aus dem meine Energie auslief. Erst als ich den Entschluss fasste Goa zu verlassen, ging es mir sofort besser. In dem Moment, als ich ins Taxi zum Flughafen stieg, kam meine Energie zurück, ich fühlte mich wieder als ganzer Mensch voller Kraft und Lebenslust. Ich flog für drei Tage nach Poona. Als ich im Hotel eincheckte, wurde ich auf einen Mann aufmerksam, der sich nebenan ein Eis kaufte und mich beobachtete. Unsere Blicke trafen sich und die Luft knisterte vor Spannung. Dann war er plötzlich verschwunden. Ich sagte mir, dass ich mich nun nicht schon wieder gedanklich auf den nächsten Mann fixieren wollte. Ich würde nicht anfangen zu suchen, in der Hoffnung, ihm wieder zu begegnen, und dabei das, was mir tatsächlich begegnete, zu übersehen. Der Entschluss fühlte sich gut an und gab mir ein Gefühl von Klarheit und Stärke. Die Tage waren schön, ich traf viele Freunde, meditierte und lernte Harald, einen netten Mann kennen. Er hatte gerade ein Stille-Retreat mit Tyohar hinter sich und schwärmte von ihm. In der letzten Nacht vor meiner Abreise begannen wir uns nach dem Abendessen zu küssen und gingen schließlich in sein Hotelzimmer, wo wir, geplagt von Moskitos, wunderschöne erotische Stunden erlebten. Es war spät nachts, als ich ihn verließ, um zurück zu meinem Zimmer zu gehen, wo ich noch meine Sachen packen wollte. Im Hotelhof begegnete mir dann völlig unverhofft der Mann aus dem Eisladen. Wir begrüßten uns erfreut, unterhielten uns kurz und entschieden, das Geschenk, das das Schicksal uns hier machte, spontan anzunehmen. Wir verschwanden in seinem Zimmer, wo wir uns erst ausgiebig unterhielten und dann über Stunden liebten. Als ich ihn gegen Morgen verließ, fühlte ich mich sehr beschenkt und entschädigt für meine Misere, die ich in Goa erlebt hatte.

Eine Sache fand ich bemerkenswert: Auch dieser Mann war mit Tyohar und redete voller Liebe von ihm, und ich begann mich zu fragen, was es mit diesem Tyohar auf sich hatte und warum ich so offensichtlich mit der Nase auf ihn gestoßen wurde.

Zurück in Deutschland begegnete mir bei einem Auftritt gleich der nächste Mann. Detlef und ich trafen uns gelegentlich, hatten schöne Stunden miteinander und langsam begann ich mich zu verlieben. Er genoss die Unverbindlichkeit unserer Treffen und mein Wunsch nach einer tieferen Beziehung wurde wieder nicht erfüllt. Wieder litt ich, aber diesmal hatte ich ziemlich schnell die Nase voll und fasste den Entschluss, die Geschichte zu beenden.

Abschied und Neuanfang

Dann passierte etwas Eigenartiges mit mir. Die Hormone spielten verrückt, mein sexuelles Verlangen wurde unersättlich und meine Wirkung auf Männer fast schon beängstigend. Wie Fliegen schienen sie an mir zu kleben und ich nahm einen nach dem anderen mit nach Hause. Aber die Begegnungen erfüllten mich nicht. Es fehlte die Tiefe und ich hatte ständig das Gefühl, nicht genug zu bekommen. Es war, als würde ich versuchen, Saft aus einer vertrockneten Orange herauszusaugen.

Mein Hunger wurde immer größer und ich wusste nicht, nach was es mich eigentlich verlangte. Bis mir plötzlich klar wurde, was mit mir los war: ich war schwanger. Ein Orkan von Gefühlen machte sich in mir breit. Ich fühlte mich von dem fremden Wesen besetzt, hatte den Eindruck, gefangen zu sein. In mir wuchs ein Leben heran, das Teil von mir selbst war und sich irgendwann von mir abnabeln würde, um ein eigenständiger Mensch zu werden. Und ich würde mich verantwortlich fühlen, vielleicht noch mehr als für mich selbst. Dieses Wesen in mir würde ohne mein Zutun weiter wachsen, sich einfach in mir breit machen und mein ganzes Leben in Beschlag nehmen. Ich verstand die Gefühle meiner Mutter, als sie versucht hatte uns abzutreiben, und ich wurde wütend darüber, dass sie es nicht getan hatte. Denn eigentlich war mein ganzes Dasein nichts anderes als ein permanenter Abtreibungsversuch. Auf der anderen Seite war ich fasziniert von dem, was da in mir passierte. Ich war der Schöpfung so nahe und es war einfach unfassbar, was da geschah.

Auch hatte ich immer geglaubt, keine Kinder bekommen zu können, da ich erstens überzeugt war, durch die Magersucht unfruchtbar geworden zu sein, und zweitens hielt ich mich nicht wirklich für eine Frau. Mein Busen und der Hintern wurden rasch größer, ich fühlte mich wohl in meinem Körper und fand es jetzt schön, Frau zu sein. Ich fühlte mich verbunden mit dem ganzen Universum und der Mutter Erde, bekam Kontakt mit diesem Mutterinstinkt, mit dem mich die Natur ausgestattet hat und von dem ich glaubte, ihn nicht zu haben, und begann dieses Lebewesen, das da in mir heranwuchs, zu lieben.

Ich wusste, dass mir diese Mutterliebe nichts anderes übrig lassen würde, als mich voll und ganz um mein Kind zu kümmern, falls ich es zur Welt bringe. Und ich verstand, das mich meine Mutter immer geliebt hat, weil ihr als Mutter gar nichts anderes übrig blieb, und dass sie sich für alles, was sie mir angetan hat, unendlich schuldig fühlte und gleichzeitig nicht anders handeln konnte, weil sie in ihrer eigenen Geschichte verstrickt war.

Die Schwangerschaft machte mich weich und verletzlich, und wie durch ein Wunder hatte ich zu dieser Zeit kaum Auftritte, worüber ich froh war. Ich genoss diesen Zustand der Schutzbedürftigkeit, ich, die sonst immer alles konnte und niemandes Hilfe benötigte. Wie sehr sehnte ich mich danach, rezeptiv und verletzlich zu sein. Mein ganzes Konzept von Emanzipation hatte aus mir einen Krieger, einen Mann gemacht, und ich hatte immer geglaubt, dass das fortschrittlich sei. Und nun stand ich da, mit diesem Wesen im Bauch, dem ich gerne das Leben geschenkt hätte, aber ich spürte, dass es mich überforderte.

Die Entscheidung zum Abbruch war irgendwann klar. Ich verabschiedete mich innerlich von meinem Kind und wusste, dass ich das Richtige tat. Ich war nicht in der Lage, für ein Kind zu sorgen. Aber von nun an wollte ich für mich sorgen, und das Kind in mir, das immer zu kurz gekommen war, umarmen und nähren. Während der Schwangerschaft war mein Essverhalten noch chaotischer geworden. Obwohl es mir gefiel, dass ich zunahm, hatte ich gleichzeitig Angst davor. Mir war fast durchgehend schlecht und ich übergab mich viel, wobei ich nicht mehr wusste, was von der Bulimie und was von der Schwangerschaft herrührte. Bis zu dreißig Mal täglich suchte ich in dieser Zeit das Klo auf; es wurde so unerträglich, dass ich mir fest vornahm, mich nach der Abtreibung ernsthaft um mein Essproblem zu kümmern.

Zwei Tage nach dem Abbruch flog ich nach Amsterdam, wo Tyohar, dieser erleuchtete Israeli, *Satsang* gab. Er wirkte freundlich und sanft und hatte eine starke Präsenz. Meine Vorurteile und Widerstände gegen ihn schmolzen rasch dahin und mein Herz öffnete sich. Auf dem Tischchen neben ihm stand ein Bild seines Meisters: Osho.

Zuerst meditierten wir gemeinsam, dabei begegnete mir wieder dieser Zustand, den ich vom Samadhi in Poona her kannte: Stille, ein tiefer Friede in mir und das Gefühl, in meinem Zentrum mit Gott verbunden zu sein. Dann stellten Leute Fragen und Tyohar antwortete. Ich lauschte seinen Worten, die dasselbe ausdrückten, wie das, was Osho lehrte. Als der *Satsang* zu Ende war, hatte ich Feuer gefangen. Im folgenden Jahr besuchte ich Tyohar auf seiner Tour durch Europa so viel ich konnte, nahm an einem Stille-Retreat teil und legte meinen Winterurlaub so, dass ich zur gleichen Zeit wie er in Goa war. Ich hörte seine Worte, stellte gelegentlich auch Fragen, aber vor allem liebte ich es, in seiner Gegenwart zu meditieren. Da war es so einfach, ruhig zu werden und nach innen zu gehen. Dennoch begegnete mir auch hier immer wieder die Angst vor dieser Leere in meinem Inneren, und wenn Tyohar dann zu reden anfing, war ich erleichtert und enttäuscht zugleich, dass die Stille durchbrochen wurde.

Parallel dazu begann ich eine Einzeltherapie und nahm Kontakt mit *Anad* auf, einer Selbsthilfeorganisation für Essgestörte in München. Dort besuchte ich eine wöchentliche therapeutisch geleitete Abendgruppe. Wir waren sieben Frauen, die an Bulimie oder Magersucht litten. Der Austausch tat mir gut und wie nie zuvor wurde mir bewusst, wie ähnlich unsere Suchtmechanismen waren und dass wir uns gegenseitig eine große Hilfe sein konnten.

Wir zeigten unsere Ängste und Verletzungen und lernten uns so auf einer tiefen Ebene kennen. Natürlich kannte ich solche Gruppen von etlichen Therapien zuvor, aber ich hatte mich seither sehr verändert. Ich war offener, ehrlicher und mutiger geworden. Die Schicksale der anderen berührten mich. Manchmal war es, als würden meine Worte aus dem Mund einer anderen Person kommen. Ich entwickelte viel Mitgefühl und Liebe für diese Frauen und gleichzeitig für mich selbst. Es machte mir Spaß, meinen Erfahrungsschatz mit den anderen zu teilen, und ich hatte das Gefühl, ihnen etwas geben zu können. Es geschah eine Wandlung in mir, die langsam aber stetig voranging. Mein Essverhalten besserte sich, obwohl ich mich noch täglich übergab. Und mein Verhältnis zu Frauen wurde besser.

Meine Männergeschichten waren allesamt schmerzhaft, ich wollte sie festhalten aber sie entglitten mir rasch. Der Schmerz ließ immer dann nach, wenn ich den Mann innerlich losließ. Kaum hatte ich das getan, stand auch schon der nächste vor mir. Und kaum hatte ich mich neu verliebt, war er schon wieder weg.

Allmählich begann ich zu begreifen, dass es darum ging, *mir* treu zu bleiben, zu beobachten, was bei einer intimen Begegnung mit einem Mann bei mir passiert, mir bewusst zu werden, wie ich mich für die Illusion einer Beziehung aufgab und dabei meine Würde verlor. Es passierte immer das Gleiche, ich kam mir vor wie ein Hamster im Rad, hin- und hergerissen zwischen der Faszination am anderen Geschlecht, einer aufregenden ersten Begegnung und die schnelle Ernüchterung, die stets mit starken Schmerzen und dem Gefühl von Demütigung verbunden war. Dennoch brachten die unzähligen Erfahrungen allmählich eine Veränderung: Ich blieb immer öfter für mehrere Monate ohne Affären oder Beziehungen und stattdessen verbesserte sich mein Verhältnis zu Frauen.

Workaholic

Ich steckte meine Energie wieder in die Arbeit, sie gab mir Selbstbewusstsein. Ich schöpfte aus mir selbst und das Resultat wurde von anderen geschätzt und gut bezahlt. Dennoch hatte ich immer noch die Bulimie im Gepäck und den starken Wunsch nach einer funktionierenden Beziehung mit einem Mann. Beruflich bedingt reiste ich viel, sah aber eigentlich nur die Autobahn, den Veranstaltungsort und das einsame Hotelzimmer. Meine unangenehmen Gefühle spülte ich wieder ins Klo und Befriedigung verschaffte ich mir über das Kaufen von Klamotten und anderen Dingen, die meine Wohnung füllten, mich aber nicht glücklich machten. Meine intimen Begegnungen mit Männern wurden seltener und ich zugleich mutiger, zu mir selbst zu stehen. Nach wie vor verlor ich schnell an Kraft, sobald ich in den Armen eines Mannes lag, aber ich fing an, wachsam zu beobachten, wann und wo es begann, sich schlecht anzufühlen. Ich wagte allmählich meine Gefühle auszusprechen, teilweise sehr unbeholfen und wohl häufig für den anderen verletzend, aber das war mir egal. Viel wichtiger als einen guten Eindruck zu hinterlassen war es mir, mich auszudrücken.

Im Winter reiste ich für ein paar Wochen nach Goa, aber ich konnte dort nicht entspannen. Ich hatte mich zwischenzeitlich wieder so an die Arbeit geklammert, dass es mir am Strand langweilig war und ich mich danach sehnte, wieder nach Hause zu gehen, zu arbeiten und dieser Leere nicht mehr in die Augen blicken zu müssen. So gingen die Monate dahin, voll mit Arbeit; guter Arbeit, die mir Spaß machte, die mich aus meiner Isolation rausholte, mich mit dem Leben und den Menschen verband und mir das Gefühl vermittelte, begabt und wichtig zu sein. Doch die Quelle, aus der ich meine Kreativität schöpfte, wurde nach und nach schwächer, ich fühlte mich einsam, leer und abgeschnitten.

Meine Wohnung wurde zu einem wichtigen Ort, hier fühlte ich mich zu Hause, sie war mein Reich, und immer wenn ich die Tür aufschloss und eintrat, atmete meine Seele auf; hier konnte ich sein, wie ich war. Im Laufe der Jahre wurde mein Nest immer schöner und der Rückzug hierher immer wichtiger.

Dann begann ein Monatsengagement in einem Varietétheater. Es wurde Frühling und unter den Kollegen gab es ein paar interessante Männer. Besonders mit Tobias, dem Trapezkünstler, verstand ich mich auf Anhieb und wir verbrachten viel Zeit zusammen. Und außerdem gab es im Ensemble einen Mann, den ich von Anfang an anziehend und erotisch fand, einen wunderschönen schwarzen Tänzer aus Kuba. Nachdem wir eine Zeitlang miteinander geflirtet hatten, verabredeten wir uns schließlich nach der Show. Und nur wenige Minuten nachdem er in mein Zimmer getreten war, zerplatzen alle Illusionen, die ich mir von diesem Mann gemacht hatte: Während er damit beschäftigt war zu demonstrieren, dass er den Vorstellungen eines potenten schwarzen Mannes entsprach, fühlte ich mich einfach nur überrollt. Es tat weh, ich bat ihn aufzuhören, doch er hörte mich nicht. Ich wurde immer kleiner, bis ich schließlich das Gefühl hatte, gar nicht mehr zu existieren. Danach verschwand er und ich klopfte an das Zimmer von Tobias, um mich bei ihm auszuweinen. Liebevoll nahm er mich in seine starken Arme, ließ mich weinen, hörte mir zu und half mir zu verstehen, was eben geschehen war. Und während er meine Seele tröstete, öffnete sich mein Herz. Wir verbrachten die Tage und Nächte zusammen, redeten, lachten und philosophierten, liebten und berührten uns ganz tief. Ich war glücklich, und wieder war meine Bulimie einfach weg.

Als der Monat vorbei war, waren wir uns so nah gekommen, dass ich mir ein Leben ohne ihn nicht mehr vorstellen konnte. Für ihn war das aber anders, er hängte sein Trapez im nächsten Varieté in der nächsten Stadt auf und ein neues

Kapitel begann. Es war für ihn Routine, alles zurückzulassen, und Trauer hatte er sich abgewöhnt. Ich glaubte zu sterben, wäre bereit gewesen mein ganzes Leben für ihn umzukrempeln und konnte nicht fassen, dass es ihm nicht genauso ging. Aber er hatte mir von Anfang an gesagt, dass er viele Freundinnen hatte und im Grunde beziehungsunfähig sei.

Und bei genauerem Hinsehen war der Moment, in dem er mir dies gestand, der, in dem ich mich völlig für ihn öffnen konnte. Ich erinnere mich genau daran, wie wir in diesem Café saßen, Kuchen mit Sahne aßen und darüber sprachen. Mir war klar, dass es meine eigene Beziehungsunfähigkeit war, warum ich mich nun wieder in dieser schmerzhaften Situation befand. Aber warum ich mir das antat, begriff ich immer noch nicht.

Dem Schmerz ins Auge sehen

Wieder einmal schien die ganze Welt nur aus Schmerz zu bestehen und nichts konnte ihn lindern. Ich verstand weder Tobias noch das Leben, aber eines wurde mir jetzt klar: Es machte weder Sinn meinem Liebsten hinterherzurennen, noch würde es mir nützen, vor dem Schmerz davonzulaufen. Also ging ich mitten hinein und stellte mich seiner ganzen Intensität wie eine tapfere Kriegerin, die eine Schlacht zu schlagen hat, ohne Angst. Und ich beschloss, diesmal die Schlacht zu gewinnen. Ich entschied mich, nicht um seine Liebe zu betteln, ich würde seine Entscheidung respektieren und die Konsequenzen tragen.

Wie viel Schmerz kann man aushalten? Es ist mehr als man glaubt. Über Monate begleitete er mich, anfangs ständig, dann wurde er weniger. Ich pflegte mich wie eine gute Mutter, die sich um ihr krankes Kind kümmert, und allmählich vollzog sich eine Wandlung, etwas heilte. Und wie durch ein Wunder verschwand die Bulimie. Ich begann viel Zeit mit mir alleine zu verbringen und es zu genießen. Das große schwarze Loch in mir verlor seine erschreckende Wirkung auf mich. Und damit fing ich an freier zu werden, freier von meiner Sucht nach Essen, freier von meiner Sucht nach Männern, und es wuchs in mir ein Gefühl von Integrität. Und dann, als ich schon glaubte das Gröbste hinter mir zu haben, fing die Arbeit erst richtig an.

Denn nun tauchten meine über Jahrzehnte verdrängten Ängste auf. Alle Schatten, vor denen ich mithilfe meiner Sucht weggelaufen war, alles was ich bis dahin aufgeschoben hatte anzusehen, kam an die Oberfläche und die Fassade begann zu bröckeln. Es zog mir den Boden unter den Füssen weg, das Gefühl, verlassen und ohne Orientierung zu sein, machte sich breit und die Angst, vom Leben ausgestoßen zu sein. Ich fühlte mich wieder gelähmt und begann mich davor zu fürchten zu versagen, um dann irgendwo einsam zu sterben. Immer wieder kam mir ein Satz in den Sinn, den mir einst die Diätassistentin in der Suchtklinik gesagt hatte: „Halten Sie es einfach mal aus."

Ich hatte in dieser Zeit kaum Engagements; dennoch war es genug, um davon zu leben, und es schien, als sei von der Existenz alles so eingefädelt, damit ich Raum für diese Prozesse hatte.

Nach ein paar Monaten hatte ich gelegentliche Rückfälle. Dann fand ich mich vor den Regalen im Supermarkt wieder, wie ich das Lebensmittelangebot betrachtete, aber meist fand ich nichts, das zu essen mich reizte. Die Rückfälle dauerten nicht wie früher mehrere Stunden, sondern waren rasch vorüber, und oftmals hörte ich einfach mittendrin auf oder warf das Gekaufte sogar weg.

Es war eine eigenartige Erfahrung, mich zum Aufhören nicht zwingen zu müssen, sondern auf etwas in mir zu hören, das sich dagegen sträubte, weiterzuessen. Früher war ich mit dem ersten Rückfall mitten in der Sucht, das war diesmal anders. Ich konnte nicht mehr zurück! Aber ganz loslassen konnte ich auch noch nicht. Ich akzeptierte meine gelegentlichen Fressanfälle und wenn sie vorbei waren, plagten mich keine Schuldgefühle. Erstaunlicherweise verging bis zum nächsten Rückfall immer viel Zeit.

Nun begann auch mein Körper nach Aufmerksamkeit zu verlangen. Mein Gesundheitszustand wurde labil und es wurde offensichtlich, dass in meinem System vieles nicht mehr so funktionierte, wie es sollte. Ausgelöst durch ein Antibiotikum, das ich wegen eine Infektion genommen hatte, begann die Zeitbombe, die in mir tickte, hochzugehen. Die Symptome, die mich schon seit Jahren begleitet hatten, aber immer von mir ignoriert worden waren, verschlimmerten sich rapide: Mein Magen und der Verdauungstrakt schienen explodieren zu wollen, die Haare fielen aus, ich hatte Kopfschmerzen, extreme Konzentrationsschwierigkeiten, Schwächegefühle, geschwollene Lymphknoten, fror schnell, schwitzte nachts, hatte Schlafstörungen, Durchblutungsstörungen, Stirnhöhlenprobleme usw. Ich rannte von Arzt zu Arzt, aber keiner fand etwas. Lediglich eine chronische Gastritis wurde diagnostiziert, aber eine Behandlungsmethode dafür gab es nicht. Und so suchte ich nach alternativen Heilmethoden und wurde fündig.

Ein Arzt, der mit Bioresonanz-Therapie arbeitete, untersuchte mich und fand in meinem Körper Umweltgifte, Parasiten, Pilze, Lebensmittelallergien, Stoffwechselgifte und so einiges mehr. Die Behandlung würde mehrere Monate dauern und müsste von mir selbst bezahlt werden. Dazu war ich bereit. Die Gastritis verschwand bereits nachdem ich Lebensmittel wegließ, auf die ich im Test allergisch reagiert hatte. Mehrmals pro Woche hatte ich Behandlungen am Bioresonanz-Gerät. Seine Funktionsweise war mir ein Rätsel, aber der Erfolg war sichtbar. Meine Lymphknoten schwollen nicht mehr an, der Haarausfall besserte sich, der Verdauungstrakt beruhigte sich, nachts schlief ich wieder und tagsüber hatte ich mehr Energie. Nach Abschluss der Behandlung und nachdem ich eine Stange Geld bezahlt hatte, ging es mir wesentlich besser, aber ich war noch nicht ganz zufrieden. Noch immer hatte ich Stirnhöhlenprobleme und mein Konzentrationsvermögen war zwar besser, aber noch nicht gut. Ich las viel über alternative Heilmethoden und probierte einiges aus: Aloe Vera, frische Brennnessel, trank immer viel klares Wasser, nahm Spirulina, Vitamine und Heilkräuter. Alles half ein bisschen, aber richtig gesund wurde ich nicht. Ich war inzwischen sechsunddreißig Jahre alt. Es wurde Herbst und Winter, meine Therapie und die Selbsthilfegruppe hatte ich inzwischen beendet.

Häutungen

Ich arbeitete wenig und war viel zu Hause. In mir passierten Veränderungen, die niemand nachvollziehen konnte, und es war mir lieber, damit alleine zu sein. Ich spürte, dass ich eine wichtige Zeit durchlief, einen Weg jenseits der viel befahrenen Autobahnen beschritt, und mein einziger Kompass war meine innere Stimme, der ich voll und ganz vertrauen wollte. Und während ich mich wie eine Schlange häutete, begegnete mir plötzlich in meiner Abgeschiedenheit ein alter Bekannter, der alles, was mir gerade widerfuhr, beschrieb: Osho. Und ich begann mich ihm in einer bisher unbekannten Tiefe zu öffnen. Ich hörte mir die Kassetten an, las seine Bücher, eins nach dem anderen, fasziniert davon, dass er das, was ich gerade durchlebte, beschrieb und niemals von etwas anderem gesprochen hatte. Er war mir nah wie nie zuvor und ich war sehr dankbar darüber, seinen Beistand zu haben. Jetzt erst begriff ich, was es bedeutete einen Meister zu haben, und warum das so wichtig war. Die Frage, die mich tief innen beschäftigte, war, wer ich denn wirklich bin, wie meine wirkliche Natur aussah, wenn es kein Außen gab und keine Konditionierung. Ich sehnte mich nach diesem wahren Selbst, nicht nur weil ich wusste, dass es dort kein Leiden gab, sondern auch weil es mich einfach nach Wahrheit, Echtheit und dem Göttlichen dürstete.

Irgendwann kam der Punkt, an dem ich das Alleinsein nicht mehr ertragen konnte, doch das Leben schien mir diesmal kein Entkommen zu gönnen. Alle meine engeren Freunde lebten gerade ähnlich zurückgezogen wie ich, und

Verabredungen kamen kaum zustande. Ich hielt durch, mit nur wenigen Rückfällen, dafür aber vielen Stunden fernsehen. Und als ich mich bereits für viele Wochen auf diese Weise konserviert gehalten hatte, sich draußen nach wie vor die Schneeberge türmten und für längere Zeit keine Auftritte in Sicht waren, kaufte ich mir ein Ticket nach Goa.

Am übernächsten Tag saß ich gut gelaunt im Flugzeug und freute mich auf meinen Urlaub. Die Sonne, das Meer und die Spaziergänge am Strand taten mir gut, hier und da Freunden zu begegnen erfrischte meine ausgedörrte Seele und zwei Wochen später kam ich voller Elan nach Deutschland zurück.

Perlonstrümpfe

Es meldete sich Eckhart bei mir, ein Fotograf, den ich kennengelernt hatte, als er mich über eine Künstleragentur für Fotoaufnahmen buchen wollte. Als er mich jetzt unerwartet anrief, um mich zum Essen einzuladen, nahm ich sein Angebot an, froh darüber, etwas Abwechslung in mein Leben zu bringen. Wir hatten bereits ein längeres Telefongespräch geführt, in dem er mir von seinem ayurvedischen Kochkurs erzählte und der Faszination, die Indien auf ihn ausübte. Das war Grund genug, mich mit ihm zu treffen, auch wenn er mich mit seinem trockenen, etwas strengen Aussehen als Mann nicht interessierte. Nach dem gemeinsamen Abendessen saßen wir noch lange in seinem Fotostudio, tranken Tee und führten tiefsinnige Gespräche.

Die Strenge in seinem Äußeren trat dabei in den Hintergrund und sein liebevolles Wesen, das an den Geheimnissen des Lebens genauso interessiert schien wie ich, erweckte eine unerwartete Zuneigung in mir. Tief berührt von seinen unschuldig blickenden blauen Augen verließ ich das Fotostudio später als geplant, voller Vorfreude auf ein baldiges Wiedersehen, das bei einem indischen Essen in meiner Wohnung stattfinden sollte.

Als Eckart meine Wohnung betrat, trug er die gleiche Strenge in sich wie zuvor, als hielte er sich unter Kontrolle, um irgendetwas zu unterdrücken. Und gleichzeitig umgab ihn etwas Liebevolles und Weiches, was all die Härte wieder wettmachte und mich berührte. Meine Kochkünste beeindruckten ihn, der Abend wurde lang und als er am nächsten Morgen neben mir aufwachte und wir uns ein zweites Mal liebten, war klar, dass wir zusammen bleiben würden. Beim nächsten Treffen hatte er mir etwas Wichtiges zu sagen. Etwas verschämt erzählte er, einer Beichte gleich, dass er nicht monogam sein könne, sondern in einer festen Beziehung gelegentlich fremdgehen müsse. Zu dem Zeitpunkt sah ich noch kein Problem darin und war eigentlich froh, meine Männerbegegnungen dadurch auch nicht auf ihn reduzieren zu müssen. Um ihm einen Schritt voraus zu sein, holte ich gleich eine alte Affäre aus der Versenkung und verabredete mich noch in derselben Woche.

Eckart akzeptiere das, doch meine Rechnung ging nicht auf. Als besagtes Treffen stattfand, war ich bereits hoffnungslos in ihn verliebt und der andere Mann interessierte mich nicht im Geringsten. Ich sehnte mich danach, endlich mit einem Mann zusammen zu bleiben und mit ihm in die Tiefe zu gehen. Ich spürte, wie sehr auch Eckart mich liebte, und verdrängte, dass er nicht monogam sein konnte oder wollte.

Wir verbrachten fast jede Nacht und die Wochenenden miteinander und es schien so, als würden wir sehr lange zusammen bleiben. Wir schmiedeten Pläne für einen Indienurlaub im Winter und überlegten uns, später eventuell zusammenzuziehen. Als wir uns dann das erste Mal in seiner Wohnung trafen, offenbarte er mir einen Geschmack von dem, was unter seiner Strenge verborgen lag. Er wollte mich auf ungewöhnliche Weise verführen. Er verband dafür meine Augen, ich spürte, wie er mir Nylonstrümpfe anzog, mich fesselte und knebelte und dann mit mir schlief. Das war befremdend und hatte nichts mit dem zu tun, was ich als erotisch empfand, ich fühlte mich, als wäre ich eine dieser Fickmäuse aus einem Pornofilm. Aber wirklich schlimm war es, ihn zu sehen: Er hatte sich seine Hoden mit einer Schnur abgebunden und dieses Bild hatte etwas von Selbstkasteiung und Demütigung – es stieß mich ab. Er selbst schien es zu genießen und schaute mich an, als ob er mir gerade das schönste erotische Erlebnis meines Lebens beschert hätte.

In all den vielen Beziehungen, Affären und erotischen Abenteuern, die ich erlebt hatte, war mir niemals etwas Derartiges begegnet. Vom Telefonsex und der Peepshow kannte ich diese Art von Sex, aber ich hatte geglaubt, dieses Kapitel abgeschlossen zu haben, zumal mir klar geworden war, dass mir der Kontakt damit Schaden zufügte. Auch hätte ich es nicht für möglich gehalten, in meinem Privatleben einem Mann auf dieser Ebene zu begegnen.

Aber anstatt meinen Gefühlen zu trauen und ihnen Ausdruck zu geben, unterdrückte ich meine spontanen Impulse, kam mir moralisch vor und begleitete Eckart fortan in die Welt der Abgründe, ja begab mich mitten hinein in die Fantasiewelt der sexuellen Perversionen. All meine Kreativität floss in unseren gemeinsamen täglichen Sex und je weiter ich mich darauf einließ, desto hungriger wurde ich danach. Es schien, als hätte diese Art von Sex etwas süchtig Machendes, das die Gier in einem immerzu wachsen lässt und nach immer intensiveren Impulsen verlangt. Wir spielten außergewöhnliche Fantasien aus, ich hatte Spaß daran mir aufreizende Wäsche anzuziehen, ließ mich fesseln und knebeln, war mal unterwürfig, mal dominant, doch vor allem trug ich für ihn Nylonstrümpfe, die er in allen Farben besorgt hatte. Er schleppte eigenartiges Sexspielzeug an, das ich in der Hoffnung versteckte, es möge in Vergessenheit geraten.

Wenn ich ihn in seinem Fotostudio besuchte, war von all dem nichts zu spüren. Zwanghaft korrekt und rigide war das Klima, das er kreierte, gepaart mit einer liebevollen Fürsorge für seine Angestellten, einer Assistentin und einer Praktikantin. Mittags kochten und aßen alle gemeinsam, was auf der einen Seite den Anschein von Gemeinsamkeit und Gemütlichkeit hatte, auf der anderen war immer seine preußische Strenge präsent sowie die Tatsache, dass er der Chef war, der das Sagen hat. Persönliches war absolut tabu, denn er hatte Angst vor sich selbst und den zwei jungen Frauen, die ihn umgaben, und es tat mir weh zu sehen, wie diese beiden vor Leben blühenden Mädchen unter seinen Zwängen zu leiden hatten.

Und dann kam der Tag, an dem er sich mit einer anderen Frau treffen wollte. Er hatte eine Annonce im Stadtmagazin aufgegeben, um eine oder mehrere Frauen für sexuelle Treffen zu finden. Dafür hatte er sich extra ein Zweithandy besorgt, auf dem er einen falschen Namen benutzte, und er hatte eine Website mit Nacktfotos von sich selbst ins Netz gestellt. Eine Frau hatte sich daraufhin gemeldet und ein Termin für das Treffen stand bereits fest. Mir war sofort klar, dass ich das nicht mitmachen würde. Es war so dermaßen demütigend, mir meinen Freund mit einer fremden Frau vorzustellen, und dass er diese Frau berühren würde und hinterher wieder mich, ekelte mich an.

Ich fühlte mich hintergangen und verraten. In meinem Schmerz kam mir plötzlich der Gedanke, meine Mutter anzurufen, um mich bei ihr auszuweinen, dann aber dachte ich, dass sie bestimmt die Letzte sei, die mir helfen könne. Doch plötzlich fiel es mir wie Schuppen von den Augen: Sie war der Mensch, der mich in dieser Situation am ehesten verstehen würde, sie, deren Muster ich übernommen habe. Und obwohl ich immer anders, besser sein wollte als sie, gestand ich mir in diesem Moment plötzlich ein, dass ich genauso hilflos war und litt wie sie. Mit einem Gefühl der Demut wählte ich ihre Nummer, und als ich ihr von meinem Schmerz erzählte, fand ich Verständnis und Mitgefühl und ich spürte, dass sie nicht nur gerne für mich da war, sondern es ihr guttat, für mich da sein zu können. Plötzlich war sie wirklich meine Mutter, die mitfühlte und mir Halt gab.

Eckart war nicht bereit, auf sein Rendezvous zu verzichten und sagte, dass es für ihn zwei Möglichkeiten gibt: Entweder ich akzeptierte oder wir müssten uns trennen. Seine Ehe war bereits an seiner Unfähigkeit treu zu sein gescheitert, obwohl er seine Frau geliebt hatte und er hätte gedacht in mir endlich eine Partnerin gefunden zu haben, bei der er sein konnte, wie er war. Er selbst litt darunter, könne es aber nicht ändern. Das wollte ich so nicht akzeptieren, denn ich glaubte daran, dass es einen dritten Weg gab, nämlich herauszufinden, was hinter dem Fremdgehen stand. Ich hatte die Adresse von einem Therapeuten, der mit Familienaufstellung arbeitete, und bat Eckart zu einem Gespräch bei ihm mitzukommen. Nach langem Reden willigte er schließlich ein.

Als der Therapeut uns nach unserem Anliegen fragte, sagte ich, dass Eckart fremdgehen wolle und ich das nicht ertragen könne. Während ich das sagte, dachte ich, dass nun Fragen und Vorschläge zur Problemlösung folgen würden, aber nichts davon geschah. Der Therapeut sagte knapp und klar, es wäre selbstverständlich, dass mich das verletze und dass eine Beziehung auf dieser Ebene keine Beziehung sei. Bei diesen Sätzen begriff ich, wie sehr ich es mir wünschte, nur mit *einem* Mann zusammen zu sein, und dass all die Kompromisse, die ich über viele Jahre in meinen Beziehungen eingegangen war, meiner Unfähigkeit entsprangen, mich einzulassen. Die Worte des Therapeuten trafen mich mitten ins Herz, und mit ihrem Eindringen löste sich eine tiefe Verschleierung in mir auf, die einer plötzlichen Klarheit Platz machte, und mich noch im selben Augenblick den Entschluss fassen ließ, mich auf eine wirkliche Bindung mit einem Mann einzulassen. Wenn nicht mit diesem, dann mit einem anderen.

Das alles passierte in den ersten fünf Minuten der Sitzung. Was dann folgte, war getragen von einer inneren Klarheit. Der Therapeut spürte schnell auf, was hinter dem Wunsch fremdzugehen stand, aber Eckart war nicht bereit, dem in die Augen zu sehen. Und ich spürte, dass ich ihn wahrscheinlich verlieren würde, aber noch hoffte ich auf seine Bereitschaft, zusammen mit mir zu wachsen. Wir bekamen das Angebot, an einer Wochenendgruppe teilzunehmen, bei der kurzfristig zwei Plätze frei geworden waren, um uns unsere Themen mithilfe einer Aufstellung anzusehen.

Als wir auf dem Heimweg im Auto saßen, entschied ich mich die Gruppe mitzumachen, egal wie Eckarts Entscheidung ausfiele. Ich wollte herausfinden, warum ich mir immer Männer suchte, mit denen eine Beziehung unmöglich war. Noch in derselben Nacht rief Eckart an, um sich von mir zu trennen. Nach anfänglichen Versuchen, mich doch noch zum Akzeptieren seiner Bedingungen umzustimmen, merkte er, dass er damit keine Chance hatte, und machte Schluss. Ich war traurig und es erschien mir unfassbar, dass dieser Mann, der mich mit seinen blauen Augen immer so verliebt angesehen hatte und mit dem ich noch so viel vorhatte, nicht bereit war mit mir durch diese Krise zu gehen und ich war dankbar über die Klarheit, die ich seit dem therapeutischen Gespräch in mir trug.

Als das Telefongespräch beendet war und der Entschluss definitiv, vermischte sich eine tiefe Traurigkeit mit dem Gefühl von innerer Stärke und Würde. Am nächsten Tag suchte ich alles in meiner Wohnung zusammen, was ihm gehörte: Sexspielzeug, eine Flasche Champagner, die er für eine besondere Gelegenheit gekauft hatte, und natürlich die Nylonstrümpfe. Ich packte alles in eine Tüte und brachte sie ihm. Er schimpfte auf den Therapeuten und wollte sich noch rechtfertigen, aber ich ließ mich auf kein Gespräch mehr ein, gab ihm seine Sachen, drehte mich um und ging. Es fühlte sich gut an, einen klaren Schlussstrich zu ziehen.

Ich fiel in ein tiefes Loch, wo sich Trauer, Wut und ein mörderischer Hass breit machten. Es fehlte mir der tägliche Sex, nach dem ich regelrecht süchtig geworden war und es schien mir, als hätte ich dabei meine Seele ein Stück weit verkauft. In mir machte sich ein Gefühl der Rache breit und der Wunsch, diesen Mann zu zerstören. Ich suchte im Stadtmagazin nach seiner Annonce, und während ich all die merkwürdigen Anzeigen las, begann es mich zu ekeln. Sex war dort wie eine Ware. Und ich verstand plötzlich, dass die sexuelle „Freiheit" unserer Zeit, die an jeder Ecke demonstriert wird, nichts mit wirklicher Freiheit zu tun hat.

Schließlich fand ich seine Anzeige und rief die abgedruckte Handynummer an, hörte den Spruch auf der Mailbox, in dem er einen falschen Namen benutzte, schaute mir die Website mit seinen Nacktfotos an und war entsetzt, wie öffentlich er sich gemacht hatte, während er mit mir in einer Beziehung war. In mir wuchs das Gefühl, betrogen worden zu sein, und das Verlangen nach Rache wurde so groß, dass ich am liebsten die Stadt mit seinen Nacktbildern tapeziert und die Telefonnummer seines Fotostudios dazu geklebt hätte. Ich wollte ihn und sein Saubermann-Image erledigen. Aber ich tat nichts von all dem, sondern begnügte mich mit dem Wissen, dass das Leben gerecht ist und es kein Weglaufen auf Dauer toleriert. Ich wusste, dass er den Schmerz, den ich ihm wünschte, sowieso erfahren würde. Im Laufe der Wochen verschwand der starke Sog nach ihm und dem Sex und ich wendete mich wieder meiner Heilung zu.

Familienaufstellung und Schamanismus

Das Familienaufstellungswochenende nahte und ich fieberte danach, mehr über mich selbst zu erfahren. Als der Therapeut am ersten Tag fragte, wer von den Teilnehmern zuerst aufstellen wolle, hob ich ungeduldig meine Hand, und innerhalb weniger Minuten erfuhr ich, warum ich mir immer Männer aussuchte, die nicht verfügbar waren.

Von der Art, wie ich meine Mutter, meinen Vater und mich aufstellte, wusste der Therapeut, dass mein Vater seine Mutter vor dem achtzehnten Lebensjahr verloren hatte.

Hinterher bestätigten mir Recherchen, dass das stimmte. Den Schmerz, den mein Vater durch diesen Verlust in sich trug, spürte ich als Kind und ich wollte ihm seine Mutter ersetzen. Daher suchte ich später immer nach Männern, die diesem Muster entsprachen und die innerlich noch an ihre Mutter gebunden waren: Männer, die ich von ihrem Schmerz erlösen wollte, damit ich endlich geliebt würde, und die genauso bindungsunfähig waren wie ich selbst.

Dann stellte der Therapeut mich um, weg von meinem Vater, an die Seite meiner Mutter. Hier sei mein Platz und hier würde ich Kraft bekommen. Ich wusste intuitiv, dass er recht hatte.

Was es tatsächlich bedeutete, erfuhr ich erst, als ich wieder Freundschaften mit Frauen hatte, die mir in schwierigen Situationen Kraft gaben.

Ich begann mich für Schamanismus zu interessieren und machte diverse Workshops. Zuerst bei einer alten Apachen-Indianerin, ein Einweihungsritual, wie es dort die Mädchen bekommen, wenn sie zur Frau werden. In diesen Tagen sah ich, wie viele Urteile ich über Frauen hatte, und ertappte mich oft dabei, wie ich mich über sie stellte, da sie mir etwas spiegelten, das ich in mir selbst nicht annehmen wollte. Das waren meine Würdelosigkeit, meine Tendenz zum Selbstmitleid und die Bereitschaft, mich selbst aufzuopfern. Anstatt mir einzugestehen, wo ich selbst stand, wertete ich Frauen ab und verachtete sie. Bisher hatte ich mich immer zu den Männern gesellt. Mit dem Erkennen meiner eigenen Arroganz öffneten sich Türen zu anderen Frauen; ich begann mich auf eine Ebene mit ihnen zu begeben, sie wertzuschätzen, und ihre Wärme konnte zu mir gelangen. Dann machte ich einen *Trance-Dance*-Workshop bei einer koreanischen Schamanin. Sie war eine faszinierende kleine Person mit einer starken Ausstrahlung und der Fähigkeit, einen beim Tanzen in Verbindung zu seiner Seele zu bringen. Eigentlich kann ich gar nicht beschreiben, was ich da alles erfahren und erlebt habe, aber ein Satz der Schamanin grub sich tief in mir ein: „Vertraue in das, worin du nicht vertrauen kannst!"

Im Sommer ging ich dann mit einer brasilianischen Schamanin und einer Gruppe von vierzig Teilnehmern, vor allem Frauen, für eine Woche in die Berge Österreichs zum Wandern. Sie war eine sehr liebevolle Frau, die mir meine

Augen für die Natur wieder öffnete, welche mir fortan zu einer wichtigen Kraftquelle wurde. Während dieser wundervollen Zeit hatte ich das Gefühl, eine ganz tiefe Verbindung mit meinen weiblichen Vorfahren zu haben, und ich spürte, dass ich durch das Erlösen meines Schmerzes auch ihren befreite, und wie sie immer da waren, um mich dabei zu beschützen und zu unterstützen. Weibliche Fürsorge und Wärme umhüllte mich und ich fühlte mich wie ein geliebtes Kind.

Mein Herz öffnete sich für die Schamanin und die anderen Teilnehmer und es passierte eine tiefe Versöhnung mit meiner Mutter. Und als ich wieder nach Hause fuhr, begann ich für den Winter eine Reise nach Brasilien zu planen.

In den Gruppen hatte ich einige Frauen kennengelernt, mit denen ich weiterhin Kontakt hielt und die zu Freundinnen wurden, die mir in der folgenden Zeit eine große Unterstützung waren. Natürlich begegneten mir auch Männer. Ich hatte zwei kürzere Affären, und gegen Ende des Jahres traf ich einen Mann, mit dem ich mehrere Monate zusammen blieb. Eines hatte sich dabei total verändert: Alle Beziehungen waren monogam, es tauchten keine anderen Frauen und keine anderen Männer mehr auf. Aber trotzdem hatte ich nicht das Gefühl, das gefunden zu haben, wonach ich in einer Beziehung suchte. Nach einer gewissen Zeit entschied ich mich immer wieder fürs Alleinsein. Ich verbrachte dann viel Zeit zu Hause, pflanzte Kräuter an, kochte Marmelade ein und backte Brot. Ich las Bücher über Heilkräuter und Naturheilkunde, war viel in der Natur und traf mich mit Freundinnen.

Die wirtschaftliche Lage in Deutschland wurde schlechter und deshalb wurden auch die Auftritte weniger. Ich hatte viel Zeit für mich, aber ausreichend Auftritte und Geld zum Leben und für Workshops, die ich machen wollte. Allerdings machte mir meine Arbeit nicht mehr so viel Spaß wie früher. Neben der Tatsache, dass sich meine Energie mehr nach innen richtete, litt ich immer mehr daran, dass meine Kunst zu kommerziell geworden war. Ich hatte schon seit längerem das Gefühl, dass das, was ich machte, weit weg von dem war, was mich ursprünglich am Theater nährte.

Die Bulimie war nach wie vor da, aber längst nicht mehr so extrem wie früher. Ich hatte nicht mehr das Gefühl, von ihr besessen zu sein. Eine eigenartige Distanz hatte sich zwischen uns gebildet, ich wusste, dass wir nicht mehr viel miteinander zu tun hatten und uns bald ganz voneinander verabschieden würden. Es passierte viel Veränderung in mir, meinen Beziehungen, Freundschaften und in meinem Leben und ich spürte, dass ich auf dem richtigen Weg war.

Brasilien

Im Winter machte ich meine lang ersehnte Reise nach Brasilien zur Lebensgemeinschaft der Schamanin, mit der ich im Sommer in Österreich wandern war. Ich checkte am Münchner Flughafen ein, zusammen mit Jasmin, einer gefühlsbetonten und liebevollen Freundin, die in ihrem Leben durch viel Schmerz ging und mit Ernsthaftigkeit nach Heilung suchte. Wir hatten uns bei einem Workshop kennengelernt und seither einen tiefen Austausch. Ich liebte sie sehr und war dankbar über unsere Begegnungen. Wir waren uns in vielerlei Hinsicht sehr ähnlich und konnten uns daher gut unterstützen. Doch unsere Ähnlichkeit im Denken und Fühlen wurde uns schon zu Beginn der Reise zum Verhängnis. Denn nicht nur in den positiven, sondern auch in den negativen Anteilen glichen wir uns und anstatt es bei uns selbst zu erkennen, projizierten wir sie auf die andere, und das machte unser Zusammensein sehr unangenehm.

Es waren vor allem meine Schuldgefühle, die mir in einem fast unerträglichen Maß begegneten, sodass ich die Gegenwart von Jasmin schon nach kurzem kaum mehr ertragen konnte. Und auch in der Lebensgemeinschaft der Schamanin wurde ich von erdrückenden Schuldgefühlen eingeholt. Mir schien, dass es dort gewisse moralische Vorstellungen gab, denen man gerecht werden musste, und ich fühlte mich wie immer in solchen Situationen: schlecht und schuldig.

Ich kann bis heute nicht sagen, ob es tatsächlich rigide Moralvorstellungen gab, die einzuhalten ein ungeschriebenes Gesetz war. Aber ich begann allmählich zu erahnen, dass es nicht ums Außen ging, sondern darum, meine unterdrückten Schuldgefühle anzusehen, die auftauchten. Dennoch erlag ich der Illusion, dem entkommen zu können, und flüchtete nach zwei Wochen von dem Ort. Ich reiste ohne Jasmin weiter, mietete mir ein Zimmer in einem alternativen Gästehaus am Meer, das von einer Sannyasin geführt wurde, die sich auch Schamanin nannte. Meine anfängliche Sympathie für sie wich schnell einer wachsenden Abneigung und ihre immer wiederkehrenden cholerischen Anfälle machten mir Angst und Schuldgefühle, die sich wie eine Glocke über mich legten und mich lähmten. Was ich auch tat oder sagte, machte mir ein schlechtes Gewissen. Wenn ich nach rechts ging, fühlte ich mich schuldig, und entschied ich mich für Links, marterten mich die gleichen Schuldgefühle.

Auf mir lag solch eine Last, ich wusste nicht, woher das kam und es blieb mir nichts anderes übrig, als es auszuhalten. Und dann kam ich an den Punkt, an dem mir endlich der Kragen platzte und ich mich dagegen zu wehren begann, an allem Leid dieser Welt schuldig zu sein. Ich wurde wütend und fing an, gegen diese Stimme in mir zu rebellieren, die mir fortwährend im Nacken saß und mich laufend ermahnte. Ich dachte schon, einen Durchbruch erreicht zu haben, aber in Wirklichkeit war es nur ein kleiner Anfang.

Neben den unfreundlichen Lektionen, die mir das Leben während dieser Reise erteilte, wurde ich als Ausgleich von diesem wunderbaren Land reichlich beschenkt. Ich befand mich in Bahia, dem Mekka der Musik, der Kunst, der Vielfältigkeit und Farbenpracht, wo trotz Armut und großer Kriminalität das Leben pulsierte. Die freundlichen Menschen mit ihrer melodischen Sprache taten mir gut. Am tiefsten von allem beeindruckte mich aber die Natur, besonders in den Bergen, wo ich mich eine Woche lang einer Reisegruppe anschloss und Wandertouren zu traumhaft schönen Kraftorten und Wasserfällen unternahm. Wir lebten in einem kleinen Dörfchen, das man selbst mit dem Jeep nur äußerst mühsam erreichen konnte, und hier, in der Abgeschiedenheit vom Trubel der Welt, überkam mich plötzlich das Gefühl, zu Hause zu sein. Ich brauchte den Trubel der Welt nicht mehr, all den Lärm, der einem hilft, der inneren Leere zu entkommen. Ich sehnte mich so sehr nach Alleinsein, Stille und Frieden. Und ich wusste, dass es nicht mehr lange dauern würde, bis ich an solch einem Ort wohnen würde.

Neben der Natur faszinierte mich auch die Vielzahl der Heiler und Schamanen, die es in Brasilien gab und die teilweise beeindruckende Fähigkeiten hatten. Bei einer Heilerin war ich zweimal. Sie ging bei ihren Sitzungen in Trance, dabei veränderte sich ihre Stimme und dann sagte sie einem, was sie sah. Alle meine wichtigen Themen kamen hier zur Sprache und mit kleinen Ritualen arbeiteten wir dann an der Auflösung der Muster. Was auf mich anfangs wie Hokuspokus wirkte, stellte sich im Nachhinein als starke auflösende Arbeit heraus, die mir vieles bewusst machte. Neben all den Vater-Mutter-Themen, sagte sie mir auch, dass Natur und Musik sehr wichtig für mich seien. Das wusste ich zwar, aber es gab mir nochmals den Hinweis, hier tiefer zu gehen und beides als Kraftquelle zu nutzen. Dann sagte sie, dass es da einen Mann gäbe, dem ebenfalls die Natur und die Musik wichtig seien. Mehr nicht. Jasmin und ich trafen uns gegen Ende der Reise wieder und tauschten unsere Erfahrungen aus. Unser Verhältnis war immer noch angespannt, aber unsere Freundschaft blieb bestehen und das war neu für mich – der Weltmeisterin des Weglaufens und Abbrechens. Wir konnten uns vieles sagen und es mit dem Aussprechen auch klären. Es war schön, vergeben zu bekommen und selbst vergeben zu können.

Zurück in Deutschland hatte ich das Gefühl, in der Reise durch eine tiefe Transformation gegangen zu sein. Nach wie vor gab es wenig Arbeit, und so verbrachte ich viel Zeit mit Schreiben, Meditieren oder in der Natur, die ich manchmal mit Freunden, aber oft auch alleine aufsuchte und ich genoss es, mir selbst dabei genug zu sein. Aber ich sehnte mich nach wie vor nach einem Mann. Aber immer wenn mir einer begegnete, mit dem es zu mehr Nähe kam, gab es einen Haken. Und ich hatte keine Lust mehr zu versuchen, Unmögliches möglich zu machen.

Ich schlug mich wieder mit meiner labilen Gesundheit herum. Mein Immunsystem war schwach, ich war schlapp, hatte immer wiederkehrende Schmerzen, Übelkeit, Haarausfall, übermäßigen Durst und in abgeschwächter Weise all die Symptome wie vor der Bioresonanz-Therapie.

Mein Körper wurde von irgendetwas belastet, aber ich wusste nicht von was. Und wieder begann ich von Arzt zu Arzt zu rennen, vor allem zu solchen, die alternative Methoden anwendeten, bis ich schließlich einen Zahnarzt fand, der mir weiterhalf. Meine Zähne waren durch die Bulimie sehr angegriffen worden und was ich zwischenzeitlich im Mund hatte, enthielt viele Goldlegierungen, zwei Implantate sowie mehrere wurzelbehandelte Zähne und alles zusammen schwächte nach seiner Ansicht mein Immunsystem.

Nach einem Allergietest hatte er eine lange Liste von Materialien in der Hand – Metalle, Kunststoffe und Kleber, die ich nicht vertrug. Dann begann er mit der Sanierung meiner Zähne, die sich über Monate hinzog. Und mit jedem Teil, das er aus meinem Mund entfernte, ging es mir ein bisschen besser. Der große Durchbruch passierte, als schließlich die Implantate entfernt wurden. Obwohl mein Körper mir viel Energie raubte, ging es mir seelisch gut. Ich war voller Durst nach Heilung, Veränderung und Wachstum. Meine Angst vor dem Unbekannten wich dem Vertrauen in die Existenz. Die Bereitschaft, Bekanntes aufzugeben, wuchs und ich suchte nach etwas Neuem. Ich interessierte mich nach wie vor für Schamanismus. Tyohar hatte zwischenzeitlich eine Lebensgemeinschaft in Costa Rica gegründet und ich hatte von einem brasilianischen Schamanen gehört, der dort regelmäßig Rituale machte. Viele schwärmten von ihm, und das machte mich natürlich neugierig. Ich hatte gehört, dass er gerade durch Europa tourte und so rief ich einen Freund an, von dem ich wusste, dass er den Schamanen gut kannte. Er schlug vor, dass wir uns treffen sollten. Ich hatte Anand fünf Jahre zuvor bei einem *Satsang* mit Tyohar in Rom kennengelernt und mich damals etwas verliebt. Seither hatte ich ihn nicht mehr gesehen.

Ein Mann, der Natur und Musik liebt

Als ich die Treppe hochstieg und Anand am Türrahmen stehen sah, lächelte er mich liebevoll an, und beim Eintreten in seine Wohnung empfing mich etwas Vertrautes, das mich sofort heimisch fühlen ließ. Der Mann, der hier wohnte, war mir innerlich sehr nah. Während wir Tee tranken, unterhielten wir uns wie alte Freunde, das tiefe Verständnis zwischen uns erstaunte mich und immer wenn ich ihn ansah, schenkte er mir dieses süße Lächeln. Er hatte etwas sehr Zartes und gleichzeitig Authentisches, und das faszinierte mich.

Zwischen uns war Leichtigkeit und gleichzeitig Tiefe, und eine Welle von Glück hüllte mich ein. Wir verbrachten den Tag zusammen und als es Abend wurde, kamen sich auch unsere Körper näher. Ich blieb über Nacht und am nächsten Morgen blieb dieselbe Vertrautheit bestehen und der Zauber, den es zwischen uns gab, wuchs in den folgenden Tagen. Mit diesem Mann wollte ich zusammen bleiben und es kam mir wie ein Wunder vor, dass er gleichermaßen stark an mir interessiert war. Ich wusste, dass diesmal etwas anders war, als bei allen Männern zuvor. Die Beziehung ging tiefer als alle, die ich bisher erlebt hatte, und es schien, als wären unsere Seelen verabredet gewesen. Unsere Begegnung veränderte mein Leben.

Die Bulimie verschwand. Seit ich über die Schwelle seiner Tür trat, habe ich mich niemals mehr überessen oder übergeben, so als hätte ich die Seite in einem Buch umgeblättert und ein neues Kapitel aufgeschlagen. Und ich habe nichts dazu getan, es war einfach der richtige Zeitpunkt und ich war reif, nun ohne die Bulimie zu leben.

In den ersten Wochen unseres Zusammenseins schwelgten wir auf Wolke sieben, jede Minute ohne den anderen war schmerzhaft. Ich war so glücklich, ihn gefunden zu haben. Es erschien mir wie ein Geschenk, mit ihm zu sein und alle Ebenen meines Lebens mit ihm teilen zu können: meine Liebe, die tiefe Sehnsucht nach spirituellem Wachstum, meine Liebe zu Osho, Tyohar und dem Schamanismus, und zur Natur, der Musik und gesundem Essen. Wir verbrachten all unsere Freizeit miteinander, liebten uns, machten Musik, gingen in die Natur und meditierten regelmäßig. Alles war begleitet von einem tiefen Austausch und dem Glücksgefühl, zusammen zu sein.

Und dann, ohne dass wir verstanden warum, gesellte sich plötzlich etwas zwischen uns: eine unbekannte zerstörerische Kraft, die uns aus dem Märchen, in dem wir waren, vertreiben wollte, und das äußerte sich in Konflikten. Sosehr wir auch versuchten sie wegzuwischen, sie traten immer wieder auf und die Wut aufeinander wurde immer größer. Wir versuchten uns zu trennen, kamen aber nicht voneinander los. Zwischen den Stürmen ging dann immer wieder die Sonne auf und wieder und wieder hatte ich Momente von Klarheit, in denen ich sehen konnte, dass wir den anderen für etwas verantwortlich machten, das in uns selbst steckte, und dass wir uns ein wertvoller Spiegel waren. Dabei hatte ich eine Erkenntnis, nämlich wie wichtig es ist, dazubleiben und den Problemen in die Augen zu sehen, anstatt wegzulaufen. Anands Mut dazubleiben war unbeirrbar und beeindruckte mich, während ich mich immer wieder nach der Tür umsah, aus der ich hätte flüchten können. Aber ich blieb.

Wir gingen durch Dick und Dünn und allmählich begann ich meine Muster zu durchschauen: Meine Opferhaltung, ein Muster, das ich von meiner Mutter übernommen habe und das es mir immer ermöglichte, Schuldige für mein Leiden zu benennen, indem ich Übergriffe erduldete und Demütigungen ertrug, statt klare Grenzen zu setzen. Und die Wut, die dabei entstand, richtete ich immer erst gegen mich und dann gegen den anderen, den „Täter", indem ich litt und ihm die Schuld für mein Leiden gab. Dieses Spiel spielten Anand und ich bis zur Erschöpfung und wir passten dabei wie Topf und Deckel. Und selbst als wir es allmählich zu durchschauen begannen, verselbstständigte es sich immer und immer wieder. Der Schmerz, den er bei mir auslöste, war kaum zu ertragen, ich flüchtete mich in Depressionen und Selbstmordgedanken, aber langsam verstand ich, dass dieser Mann, der es mir in diesem Punkt nicht leicht machte, genau der richtige war, um mein Muster endlich aufzulösen. Ich verstand langsam, dass es meine Aufgabe war den Grenz- überschreitungen und Beschränkungen, die ich zuließ, ein Ende zu setzen. Es fiel mir zwar schwer, für mich einzu- stehen, aber durch die Unerträglichkeit der Situation wuchs die Notwendigkeit, die Kraft dafür aufzubringen.

Körperlich ging es mir wieder schlechter. Die Zahnsanie- rung ging nur schleppend voran und es erschien mir nicht als Zufall, dass ich nun, da ich aufgehört hatte zu erbrechen, auf körperlicher und seelischer Ebene durch eine tiefe Krise und einen extremen Reinigungsprozess ging. Diverse Heilkräuter und homöopathische Mittel unterstützten den Prozess, aber es blieb mir trotzdem nichts anderes übrig als alles auszu- halten. Auf der emotionalen Ebene wurde ich von einem Schwall von Gefühlen überflutet, die in meinen Tiefen wohl darauf gewartet hatten, endlich erlöst zu werden. Über Monate weinte ich fast täglich, oft über Stunden, und mit jeder Träne, die floss, hatte ich das Gefühl, den dicken Pan- zer, den ich mir aufgebaut hatte, aufzuweichen. Der Schmerz konnte mich nicht mehr so sehr erschrecken, ich war an seine Intensität gewöhnt und außerdem genoss ich auch das Gefühl, wieder Zugang zu meiner Weichheit und meinem Herzen zu bekommen.

Es war mir, als würde alles, was ich bisher war, einfach wie ein Kartenhaus zusammenbrechen und parallel dazu bröselte mein äußeres Leben von mir ab. Und ich ließ es geschehen. Es ängstigte mich nicht, dass ich kaum mehr Jobs hatte und mein Bankkonto rapide in die roten Zahlen rutschte. Ich hatte tiefstes Vertrauen in den Prozess und genauso wie ich wusste, dass er notwendig war, vertraute ich darauf, dass mich das Leben unterstützen und tragen würde. Zudem gab es Anand, der wie ein Fels in der Brandung zu mir hielt, und ein paar gute Freundinnen, die mir dabei halfen, den Mut nicht zu verlieren. Außerdem war wie immer Osho da und auch Tyohar war mir wieder sehr nahe.

Ich zog mich zurück und war froh nicht so viel „in die Welt hinaus" zu müssen. Mit den wenigen nahen Freunden traf ich mich nur selten, die meiste Zeit verbrachte ich mit Anand und wenn er arbeitete, war ich fast immer allein. Die Abgeschiedenheit war mir inzwischen vertraut und obwohl sie sich nicht nur gut anfühlte, machte sie mir keine Angst mehr. Ich hatte nicht mehr die Befürchtung, im Alleinsein verloren zu gehen oder so eigenartig zu werden, dass ich den Anschluss an andere Menschen verlieren könnte. Ich genoss es immer mehr, nicht gestört zu werden, und entspannte in dieses Gefühl des Nichtstuns und Geschehenlassens. Mein bisheriges Leben wollte sich verabschieden, das Neue war schon fühlbar, aber noch nicht fassbar. Noch musste ich die Leere zwischen dem Loslassen und dem Neubeginn aushalten.

Dann wurde es Herbst und der Winter nahte. Anand und ich wollten für zwei Monate nach Costa Rica in die Lebensgemeinschaft von Tyohar.

Mein Bankkonto war hoffnungslos überzogen und das Weihnachtsgeschäft blieb fast gänzlich aus, was mich auf der einen Seite besorgte, aber auf der anderen erleichterte. Die Arbeit war für mich sehr anstrengend geworden. Ich hatte große Schwierigkeiten damit, nach außen zu gehen, meine ganze Kraft wurde von den inneren Prozessen absorbiert. Eine Freundin borgte mir eine größere Geldsumme und Anfang Januar reisten wir nach Costa Rica.

Costa Rica

Wir saßen streitend am Flughafen und es war nicht wirklich klar, ob wir tatsächlich einsteigen würden. Die Luft zwischen uns war so vergiftet, dass wir uns fragten, was wir dort gemeinsam vorhatten. Schließlich stiegen wir dann doch ein und irgendwo zwischen Madrid und Miami legte sich der Streit. Als wir in San José das Taxi bestiegen, das uns in die „Villa Floresta" brachte, war zwischen uns wieder Frieden eingekehrt. Die Villa war eine Art Pension, wo man sich vom anstrengenden Flug ausruhen konnte, bevor man das letzte Stück der Reise in den Dschungel antrat.

Am folgenden Tag fuhren wir per Taxi weiter und erreichten nach sechs Stunden ungemütlichem Geholpere endlich die Kommune. Nicht weit vom Meer entfernt lag sie zwischen Hügeln mitten im Dschungel. Auf den ersten Blick erinnerte mich alles an eines dieser Safaridörfer, die ich aus dem Fernsehen kannte, provisorisch und einfach. Es gefiel mir. Die Natur war schön, gesund, wild und es war heiß, eine

Wohltat nach dem deutschem Winter. Ein paar Neugierige kamen, um zu sehen wer angekommen war, Freunde umarmten uns zur Begrüßung, unter ihnen Tyohar und seine Freundin. Ich fühlte mich willkommen. Anand führte mich herum, um mir alles zu zeigen.

Das Leben hier war sehr einfach und vieles wirkte wie schnell zusammengebastelt. Im Zentrum der Kommune gab es Duschen, Toiletten, ein Kiosk, eine kleine Bücherei, das Büro, die Großküche, eine Ecke zum Kaffeetrinken und Aushängen, einen Bereich, wo gegessen wurde, und einen Bereich für Meditationen. Etwas davon entfernt war eine Art Kneipe, der „Hobbit", und daneben das mit einer Satellitenschüssel betriebene Internetcafé, eine kleine Holzhütte mit drei heruntergekommenen Computern.

Es gab eine große Vielfalt an Tieren: Schmetterlinge, Vögel, Leguane, Affen, aber auch Schlangen, Ameisen, Spinnen und Zecken. Vor letzteren hatte ich anfangs noch großes Unbehagen, das sich aber mit der Zeit legte. Wir stellten unser kleines Zelt auf, umgeben von wilder Natur, wo Anand und ich völlig für uns waren. Aus dem Trubel der Zivilisation kommend, war das etwas unheimlich, besonders nachts. Alles war weitläufig angelegt und längere Fußmärsche gehörten zur Tagesordnung. Es waren etwa hundertzwanzig Leute da, manche lebten hier fest, andere waren Gäste. Ich fand die Menschen freundlich, wenn auch nicht so offenherzig und lebendig wie die in Poona. Man wohnte entweder alleine oder zu zweit in Zelten, kleinen Holzhütten und Wenige in richtigen Häusern aus Holz oder Stein. Das Tagesprogramm ähnelte dem in Poona, auch hier gab es die *Dynamische Meditation*, die *Kundalini* und einige andere Osho-Meditationen.

Gelegentlich gab Tyohar *Satsang* und abends um sieben traf man sich zum gemeinsamen *Silent Sitting*. Tyohar legte sehr viel Wert darauf, dass die ganze Gemeinschaft an dieser Meditation teilnahm und für eine Stunde totale Stille herrschte. Er betonte oft, dass das die Quelle sei, aus der sich die Gemeinschaft nähre. Leider waren alle Meditationen schlecht besucht, auch das *Silent Sitting,* was für immer wiederkehrenden Krisenstoff sorgte.

Tyohar war fast immer verfügbar, man konnte ihm Briefe schreiben oder im *Satsang* Fragen stellen, er nahm am täglichen Leben und den gemeinsamen Mahlzeiten teil. Im Tagesablauf inbegriffen waren verschiedenen Arbeiten, die zum Bestehen der Kommune notwendig waren und jedermanns Mithilfe bedurften. Ich entschied mich für die Küche. Hier fühlte ich mich kompetent. Die Arbeit machte mir Spaß, aber ich war auch gleich in einem Bereich gelandet, wo es viel Reibung gab, mit der ich mich plötzlich auseinandersetzen musste.

Nicht alles, was hier passierte, gefiel mir. Alles war etwas heruntergekommen, es kam mir vor, als würde niemand wirklich Verantwortung übernehmen, und das drückte mir die Knöpfe. Außerdem kam ich mit der Mentalität der vielen Israelis, die es hier gab, nicht gut zurecht. Ich empfand sie als hart und arrogant, chaotisch und unsensibel und es störte mich, dass sie sich immer unter ihresgleichen bewegten. Vor allem zwischen den Deutschen und den Israelis gab es eine große Kluft und es machte mich traurig, dass es das an solch einem Ort gab. Aber vielleicht war es ja kein Zufall und Teil unserer Aufgabe, die Wunde unserer Geschichte zu heilen.

Die Konflikte mit den anderen weckten in mir schnell den üblichen Wegrenninstinkt, doch ich wusste, wie wichtig es für mich war, da zu bleiben und mich damit auseinanderzusetzen. Das Zusammenleben war für mich eine große Herausforderung und da mir meine langjährige Abgeschiedenheit im Elfenbeinturm unangenehm in Erinnerung war, stellte ich mich ihr.

Die Monate vergingen, angefüllt mit *Satsangs*, Meditationen, Arbeit, Faulenzen, Sonne und Strand, Beziehungsstress, Versöhnungen, Begegnungen und Konflikten. Je länger wir da waren, desto klarer wurde uns, dass wir ganz hier leben wollten. Ich konnte gar nicht genau sagen warum, denn nach wie vor gab es vieles, was mich störte. Während in Deutschland alle Türen zuzugehen schienen, öffnete sich hier alles vor meinen Augen. Und ich hatte den Eindruck, dass die Widerstände, die ich noch in mir hatte, aus alten Ängsten bestand und es darum ging, mich für etwas Neues zu öffnen und wieder einmal das Bekannte, das mich nicht mehr forderte oder nährte, loszulassen. Außerdem ging es mir auch körperlich viel besser. Alles, was ich tun musste, war Ja zu sagen. Ich sagte Ja, hatte aber innerlich noch ein Jein.

Auflösung und Aufarbeitung

Ende März reisten wir zurück nach Deutschland. Unser ursprünglicher Plan war es, nach unserer Rückkehr ein gemeinsames Häuschen auf dem Lande zu suchen. Aber nun hatte sich alles verändert, wir wollten bis Ende des Jahres alles auflösen und ganz nach Costa Rica ziehen. Meine Wohnung war angefüllt mit unzähligen Gegenständen und Schätzen, die ich mir im Laufe der Jahre zusammengekauft hatte. Der Gedanke, dies alles zusammen mit der Sicherheit, die ich hier gefühlt hatte, loszulassen, fiel mir schwer. Und da waren noch immer meine große Abscheu vor Konflikten, meine Schuldgefühle und die Angst vor Ablehnung, die mir im Zusammenleben mit anderen immer wieder begegneten. Mit einer Mischung aus Hingabe und Widerstand ließ ich mich auf die neue Strömung in meinem Leben ein.

Nach wie vor stritten Anand und ich viel und wir entschieden uns, gemeinsam eine Familienaufstellung zu machen, um vielleicht etwas zu finden, das uns weiterbringen könnte. Bei meiner Aufstellung kam das Dritte Reich auf den Tisch. Mein Opa väterlicherseits war ein wohlhabender Mann gewesen, der durch Brückenbau auch während des Krieges eine ordentliche Stange Geld verdiente. Was ich aber nicht wusste war, dass fast alle deutschen Männer damals im Krieg waren und deshalb für Bauarbeiten Zwangsarbeiter beschäftigt wurden: Juden, Kriegsgefangene, darunter auch Frauen und Kinder. Sie wurden menschenunwürdig behandelt, ausgebeutet, vergewaltigt, geprügelt und bestraft oder gar erschossen, wenn sie nicht funktionierten, wie es von ihnen verlangt wurde. Und mein Opa war einer derjenigen, die durchgriffen, wenn es sein musste, und ich wusste intuitiv, dass er es auch getan hatte.

Ich erinnerte mich an die Brutalitäten meines Vaters, wie wir Kinder von ihm verprügelt worden waren und wie unwürdig sich das angefühlt hatte, und plötzlich war mir klar, dass das die Früchte waren, die mein Opa an meinen Vater weitergegeben hatte. Bei meiner Aufstellung stand mein Opa den Zwangsarbeitern gegenüber und ich konnte sehr klar erkennen, dass dieses Thema extreme Schuldgefühle in mir verursachte. Ich verbeugte mich vor den Leuten in der Gruppe, die die Opfer darstellten, und spürte, wie sehr ich an den Ungerechtigkeiten litt, die ihnen angetan worden waren, und dass ich mich selbst immer wieder in eine Opferrolle begab, weil ich für meinen Opa sühnen wollte. Auch in meiner Partnerschaft nahm ich die Opferrolle ein und machte meinen Freund zum „bösen Täter", denn ich wollte lieber „die Gute" sein.

Dann blickte ich den Mann an, der meinen Großvater vertrat. Ich sollte ihm sagen, dass es seine Verantwortung sei, zu groß für mich, und dass ich sie ihm zurückgäbe. Das war ein befreiender Moment, indem ich verstand, woher meine ganze Moral von Gut und Böse kam, und dass ich mir immer angemaßt hatte, über andere zu urteilen. Ich spürte, dass das nicht meine Angelegenheit war, sondern ich nur für mich Verantwortung zu tragen hatte. Eine Last fiel von meinen Schultern und eine tiefe Sehnsucht in mir wurde wach, die Liebe zu meinem Opa frei von Bedingungen fließen zu lassen. Es war mir auf einmal klar, wie sehr ich mich selbst schädigte, indem ich diese Liebe zu ihm und darüber hinaus zu meinem Vater abschnitt, und dass wahre Liebe nicht an Bedingungen gebunden ist. Ich erinnerte mich an Worte, die mir eine brasilianische Heilerin gesagt hatte, dass ich die Fähigkeiten, die ich von meinem Vater bekommen habe, erst nutzen könne, wenn ich ihm verziehen habe. Es fiel mir wie Schuppen von den Augen, wie alles zusammenhing, dass ich das, was ich ablehne, nicht leben kann und auch bei einem anderen Menschen ablehnen werde. Auch das Scheitern meiner Beziehungen hatte damit zu tun.

Ich war nie in der Lage gewesen, einen Mann so zu lieben, wie er ist, neigte schnell zu Urteilen und Verurteilungen und zu Vergleichen mit meinem Vater. Ich wollte nur die mir sonnig scheinenden Seiten der Männer sehen und war jedes Mal entsetzt, wenn sie vor meinem Schatten wegliefen. Plötzlich begriff ich, dass Liebe etwas mit tiefem Vertrauen in einen Menschen zu tun hat und jedes Urteilen ein Zeichen von Lieblosigkeit ist. Und ich spürte Hochachtung und tiefe Ehrfurcht vor der Beziehung mit meinem Freund. Sie war eine Schule der Liebe, in der wir in guten wie in schlechten Zeiten zusammen blieben.

Nach der Aufstellung lockerte sich mein Kontrollzwang. Das zeigte sich in meiner Partnerschaft, meinem Verhältnis zum Essen, meinem Umgang mit Freunden, Geld etc. Ein Schatten über mir begann allmählich zu verschwinden und da, wo meine Moral von Gut und Böse allmählich weniger wurde, wuchsen Liebe, Vertrauen und Frieden.

Mein Vater

In mir regte sich das Bedürfnis mit meinem Vater Kontakt aufzunehmen. Durch die Familienaufstellung erinnerte ich mich an die tiefe Liebe, die ich einst für ihn empfunden und die sich irgendwann in Abscheu und Hass verwandelt hatte. Ich wollte dieser Person begegnen, deren Herz mich früher so tief berührte, und dabei all meine Vorurteile beiseite lassen. Ich hatte ihn vor zehn Jahren das letzte Mal kurz am Telefon gesprochen und bestimmt schon fünfzehn Jahre nicht mehr gesehen. Unsicher wählte ich seine Telefonnummer und als es klingelte, nahm er gleich ab. Ich war froh, dass er selbst am Hörer war. Er war sehr glücklich, meine Stimme zu hören. Ich erzählte ihm ein bisschen aus meinem Leben, er aus seinem. Ich erfuhr viele Details über meinen Opa und meine Oma, die ich zwar nie kennengelernt hatte, die aber doch so einen großen Einfluss auf mein Leben ausübten. Ein Stück des Mosaiks meiner Herkunft wurde hinzugefügt, mit all dem Positiven und Negativen, und ich fühlte mich eingegliedert in dieses Gefüge von Menschen, das sich Familie nennt. Als das Gespräch zu Ende war, spürte ich, dass ich tatsächlich einen Vater hatte, mit dem ich zwar nicht mehr viel zu tun hatte – und das war auch nicht nötig –, aber mit dem ich im Reinen war. Mein Groll auf ihn war verschwunden.

Meine Mutter

Mein Verhältnis zu meiner Mutter hat sich über die Jahre sehr verändert. Ich habe nicht mehr das Gefühl, in ihr Leben eingreifen zu müssen, und will auch nicht mehr anders und besser sein als sie. Manches an ihr finde ich nach wie vor anstrengend, vieles an ihr liebe ich inzwischen und vor allem kann ich einiges an ihr wirklich schätzen. Zwischen uns ist viel Heilung passiert und ich glaube, dieser Prozess war für uns beide eine große Aufgabe. Ich liebe meine Mutter und dazu muss sie nicht perfekt sein, und sie liebt mich und vertraut mir. Ich habe das Gefühl, dass unsere Beziehung, gerade weil sie so schwierig war, sehr tief ist. Ich entdecke immer mehr, wie sehr ich ihr ähnle. In manchen Fällen habe ich die gleichen Schwierigkeiten wie sie, aber auch ihre Qualitäten und Stärken hat sie an mich weitergegeben.

Sprung ins Unbekannte

Im Sommer flogen Anand und ich nochmals nach Costa Rica. Kurz nachdem wir ankamen, begann ein Stille Retreat, an dem alle Anwesenden teilnahmen. Eine Woche der totalen Stille, des Schweigens und In-sich-Gehens, begleitet von Meditationen und *Satsangs*. Ich freute mich auf die tiefe Begegnung mit mir. Die Energie, die im Buddhafeld entstand, war sehr mystisch und irgendwann geschah etwas mit uns allen: Es war, als hoben wir alle gemeinsam ab – hinein in unsere eigene Mitte, wo wir uns wiederum auf einer anderen Ebene alle trafen. Ich ließ mich immer weiter in mein Inneres fallen und eröffnete Tyohar in Briefen, was ich da antraf. Meine Briefe wurden immer ehrlicher und entblößender, ich wollte einfach alles, was zu meiner Persönlichkeit gehörte, bedingungslos anschauen und aufhören, mich damit zu identifizieren. In mir machte sich der Wunsch immer breiter, mein wahres Selbst zu finden und all das, was nicht zu mir gehört, zu verabschieden. Seit Monaten war ich das erste Mal wirklich glücklich, zufrieden und fühlte mich in mir selbst zu Hause. Und plötzlich wusste ich, wie sehr mir Tyohar auf meinem Weg helfen konnte. Eine große Barriere, die zwischen ihm und mir stand, begann sich abzubauen und ich gewährte ihm endlich Zugang zu meinem Herzen.

Osho hatte oft erwähnt, dass der Meister immer verfügbar ist und darauf wartet, dass der Schüler ihn hinein lässt. In diesen Momenten habe ich verstanden, was er damit meinte, und ohne mein weiteres Zutun öffnete sich eine Schranke. Am Ende des Retreats folgte ein Initiationsritual, für das ich mich anmeldete. Ich war innerlich bereit Tyohar als meinen Meister anzunehmen und von ihm einen neuen Namen zu erhalten, so wie ich zwölf Jahre zuvor Sannyasin von Osho geworden war. Es war Wehmut in meinem Herzen, mich von meinem Sannyasnamen zu verabschieden. Auch hatte ich Angst davor, meine Beziehung zu Osho zu verlieren, wenn ich mich einem anderen Meister anvertraute. Doch Osho selbst hatte immer wieder betont, wie wichtig es ist, einen lebenden Meister zu haben, und ohnehin war er durch Tyohar auch immer präsent. Ich würde nicht den Weg verändern, sondern lediglich vertiefen. Mein neuer Name war *Gyan Anila* – Weisheit ohne Anfang.

Es folgten zwei Jahre, in denen Anand und ich in Deutschland Geld verdienten und die Wintermonate in Tyohars Gemeinschaft *Pacha Mama* verbrachten.

Ich hatte noch immer Schulden bei meiner Freundin und der Bank. Anand fuhr nachts Taxi, ich verdiente mein Geld mit Auftritten, die spärlich gesät waren, aber irgendwie kamen wir über die Runden. Wir gaben unsere Wohnung auf und wenn wir in Deutschland waren, fanden wir jedes Mal einen schönen Platz, wo wir vorübergehend wohnen konnten. Das Leben ohne Sicherheit, das mir anfangs Angst bereitet hatte, fing an Spaß zu machen, mein Vertrauen ins Unbekannte wuchs und meine Existenzängste entblößten sich zusehends als unnötig.

Ich fühlte mich inzwischen richtig zu Hause in *Pacha Mama*. Die Konflikte mit den Leuten wurden weniger und ich wurde stärker, ihnen zu begegnen. Der Platz wurde verschönert, alte Gebäude abgerissen, neue Gebäude errichtet und Gärten angelegt. Viele Bewohner bauten sich richtige Häuser, Anand hatte uns eine kleine Hütte gekauft und ich legte einen Garten an. Mehr Leute begannen regelmäßig zu meditieren und immer mehr Therapiegruppen wurden angeboten. In den Stille-Retreats begegnete ich dem, was mich wirklich erfüllte, und es wurde mir klar, dass ich dem, nach was ich suche, hier am nächsten bin. Die Beziehung mit Anand wurde noch schwieriger. Ich fühlte mich gefangen und es wurde mir klar, dass ich mich selbst betrog, um ihn zu schonen. Ich konnte viele Muster erkennen, die ich von meiner Vaterbeziehung her kannte, und sah plötzlich vieles, das ich bisher unbewusst lebte, viel klarer.

Ich sah, wie ich laufend die Erwartungen meines Freundes erfüllte. Ich verzichtete auf meine Authentizität, weil ich spürte, dass er mich so nicht ertragen konnte. Wenn ich war, wie ich wirklich war, dann litt er und lieber opferte ich mich auf, als ihn in seinem Schmerz zu sehen. In mir wuchs das dringende Bedürfnis, mich daraus zu befreien und ich sah es als große Chance für uns beide, das innerhalb der Beziehung zu tun.

Zu meiner Enttäuschung aber sah Anand das anders und das, was ich als Wachstum ansah, verurteilte er und lehnte es ab. Es folgten heftige Streitereien, Vorwürfe und Schuldzuweisungen. Ich litt und betete zu Gott, aus dieser Beziehung wieder frei zu kommen. Zwischen Selbstmordgedanken und Depressionen meldete sich immer wieder die rebellische Seite in mir und ein Feuer, das alles, was nicht echt war, verbrennen wollte. Ich begann trotz Schuldgefühlen, Grenzen zu überschreiten, und durch diese Auflehnung kam eine große Befreiung in Gang, aber auch noch heftigere Streitereien. Ich war stolz auf mich und enttäuscht darüber, dass Anand meine Freude nicht mit mir teilten konnte. Ich machte immer weniger Zugeständnisse, erntete mehr Schuldzuweisungen und fühlte mich immer weniger schuldig.

Und als wir den dritten Winter in *Pacha Mama* waren, explodierte die Situation. Ich wurde mutiger mir den Raum zu nehmen, den ich zum Leben brauchte, und obwohl ich die Frustration meines Freundes sah, ließ ich mich davon nicht mehr abhalten. Wir versuchten noch mit therapeutischer Hilfe einen gemeinsamen Weg zu finden, aber dann kam das Fass einfach zum Überlaufen und endete in einer sehr gewalttätigen und schmerzhaften Trennung. Drei Tage später war Anand mit einer anderen Frau zusammen und ich fühlte mich, als sei ich einfach ausgetauscht worden.

Der Schmerz war so stark, dass ich wieder einmal glaubte, es nicht aushalten zu können. Ich schrieb Tyohar von meinem Schmerz und fand viel liebevolle Unterstützung von den anderen. Es taten sich neue Freundschaften auf, ich fand meinen eigenen Platz in der Kommune und sogar eine eigene Hütte an einem zauberhaften Ort mitten im Wald. Ich breitete meine Flügel aus, begann zu fliegen und genoss meine Freiheit: keine Erwartungen erfüllen, nur ich selbst sein. Zwischen immer wiederkehrenden Tränen und durchbrechender Traurigkeit, genoss ich das Abenteuer Leben und das Gefühl, frei atmen zu können. Und obwohl mir Anand fehlte und ein Teil von mir noch immer nicht fassen konnte, was passiert war, war da auch ein Aufatmen, aus der Beziehung freigekommen zu sein.

Die Kommune bereitete sich auf die Einweihung der neuen Meditationshalle vor. Nach einer Feier sollte dort als Erstes eine einwöchige *Satori-Gruppe* stattfinden, gefolgt von einem einwöchigen Stille-Retreat. Ich freute mich darauf, vierzehn Tage nur mit mir selbst zu sein. Nach der Trennung war da solch ein Hunger nach Alleinsein. Doch dann trat ein neuer Mann in mein Leben und der Gedanke, zwei Wochen von ihm getrennt zu sein, hatte etwas Unangenehmes. Aber es sollte noch unangenehmer werden, denn wenige Stunden vor der Gruppe trennte er sich schon wieder von mir. In tiefem Schmerz betrat ich die Meditationshalle. Die Intensität der Situation erschien mir kaum auszuhalten und doch war in mir das Vertrauen und das Wissen, dass es gut war, hier zu sitzen und dem zu begegnen, was auftauchen wollte. Zwei Wochen lang überflutete mich aller Schmerz, den ich durch Männer erfahren hatte. Die beiden eben erlebten Trennungen kamen hoch, außerdem Gitamo und auch mein Vater. Ich fühlte mich betrogen, verlassen, getreten, benutzt und weggeworfen.

Am dritten Tag der *Satori-Gruppe* holte mich der Therapeut zu einem Interview und fragte, wo ich in meinem Prozess stünde. Ich erzählte ihm von meinem starken Schmerz. Er sagte, ich solle versuchen, meine Aufmerksamkeit auf das zu richten, was den Schmerz beobachtet.

Und plötzlich machte ich eine eigenartige Entdeckung: In mir gab es einen Ort, an dem immer Frieden war, egal wie stürmisch es im Außen zuging. Und mir wurde bewusst, wie sehr ich mit meinen Emotionen identifiziert war, sie aber in Wirklichkeit genauso wenig zu mir gehörten wie der Wind und der Regen. Sie kamen und gingen, teilweise sanft und lieblich, manchmal heftig und unangenehm. Ich konnte mich in sie hineinbegeben, aber im Hintergrund war immer dieser Ort präsent, an dem absolute Stille ist. Ich kannte diesen Ort, er war mir im *Samadhi* in Poona begegnet, in Stille-Retreats, wenn ich in Tyohars Gegenwart meditierte und inzwischen auch oft wenn ich alleine war. Aber ich war mir nie wirklich bewusst darüber gewesen, dass dieser Ort immer verfügbar ist. Der Schmerz wechselte sich ab mit tiefen Zuständen von Frieden und Stille. Es lag nicht in meiner Macht zwischen beiden zu wählen. Ich konnte mich lediglich in den Schmerz fallen lassen, solange er nicht zu bremsen war, und plötzlich hörte dann der Sturm wieder auf und mein innerer Frieden kehrte zurück. Und während sich diese beiden Zustände abwechselten, richtete sich mein

Bewusstsein immer mehr auf die Momente, in denen der Wechsel stattfand, und allmählich entdeckte ich, dass es einen Punkt gab, an dem ich eine Wahl hatte.

Als die beiden Wochen in Stille vorüber waren, verwandelte sich der Schmerz in ein permanentes Verlassenheitsgefühl, das nur während des Meditierens verschwand. Und es wurde mir klar, dass mich dieses Verlassenheitsgefühl schon immer begleitet hatte. Es war nicht die Trennung von meinem Freund oder seinen Vorgängern, was dieses Gefühl in mich gepflanzt hatte, sie hatte mich lediglich daran erinnert, dass es da war. Und es waren auch nicht meine Eltern, die für das Bestehen verantwortlich waren. Das Gefühl war so alt wie ich selbst, war Teil meiner Persönlichkeit und ein Ausdruck davon, vom Ganzen abgeschnitten zu sein. Aller Schmerz war nichts anderes als die Erinnerung, abgetrennt zu sein. Jede Suche im Außen, jede Sucht war ein Ausdruck dieses Verrats an mir selbst und schon immer dazu bestimmt gewesen, in Frustration zu enden. Das, wonach ich suchte, war bereits in mir und war da schon immer gewesen.

Vertrauen

Wenig später wurde es Mai und ich flog nach Deutschland, um Geld zu verdienen. Dort erwartete mich eine richtige Glückssträhne. Es wurden mir schöne Plätze zum Wohnen angeboten, gute Jobs und ich begann mich wieder mit Gitamo zu treffen. Eigentlich wollte ich mich mit ihm nur aussprechen, und das tat ich auch. Und als wir alles besprochen hatten, begannen wir die Affäre von neuem. Es war schöner als je zuvor. Die Chemie zwischen uns stimmte wie immer, aber diesmal konnten wir auch tiefe Gespräche führen und waren uns nah. Er tourte viel mit seiner Band und immer wenn er in München war, trafen wir uns. So vergingen mehrere Monate und ich nahm es, wie es war, als ein Geschenk, das mir in diesem Moment gegeben wurde.

Dann organisierte ich für Tyohar einen *Satsang* in München. Er schickte mir die Termine und als ich feststellte, dass einer am selben Abend geplant war wie Gitamos Konzert, war eins ganz klar: Mein Meister hat Vorrang. Erst später verstand ich, was für eine wichtige Entscheidung ich in diesem Moment getroffen hatte. Nämlich die, meinem Weg die absolute Priorität zu geben und die Illusion vom Glück durch einen Mann aufzugeben. Am Ende passte beides unter einen Hut. Der *Satsang* wurde vorverlegt und der Beginn des Konzerts verzögert, sodass ich am Ende mit Tyohar zusammen auf Gitamos Konzert ging.

Das war eines der größten Geschenke meines Lebens und gleichzeitig der Startschuss für das Ende der Beziehung: Ich sah Gitamo nie wieder! Er sagte unsere geplanten Treffen ab und wenig später reiste er für mehrere Monate nach Indien. Später erfuhr ich von Freunden, dass er dort mit einer neuen Freundin war. Die Art, wie er mich wieder aus seinem Leben kickte, tat mir weh. Aber ich sah auch, dass es meine Entscheidung war, ob ich nun leiden würde. Und ich entschied mich dagegen.

Ich bekam für ein paar Monate ein Engagement in einer Dinnershow als Comedy-Kellnerin. Die Auftritte machten

Spaß, ich verdiente gut, die Kollegen waren klasse und unter ihnen war auch Tobias, der Trapezkünstler, der mir einst das Herz gebrochen hatte. Wir verbrachten die Monate als gute Freunde und es gab dabei nichts, das meinen inneren Frieden störte. Auch mit anderen Männern gab es keine intimen Begegnungen. Wenn mir doch jemand gefiel, verschwanden sie kurz vor einer Begegnung, so als würde mir ein Bonbon vor die Nase gehalten und in dem Moment, in dem ich zuschnappen wollte, schnell weggezogen. Das wiederholte sich, und obwohl mir klar war, dass mir das Leben diese Situationen gab, um etwas zu lernen, war es doch manchmal schwer auszuhalten. Aber im Laufe der vielen Monate, in denen sich das Spiel wiederholte wie eine Schallplatte, die hängen geblieben ist, begann ich innerlich zu entspannen.

Allmählich wuchs ein Gefühl der Freiheit; mehr und mehr löste ich mich von der Idee, dass ich mein Glück im anderen finden würde. Es war nicht mehr so wichtig, von einem Mann bestätigt und geliebt zu werden, und ich verlor die Bereitschaft, mich dafür zu verbiegen oder zu verraten. Stattdessen wuchs in mir Selbstvertrauen und der Mut zu mir zu stehen, so wie ich bin.

Mit meinem verdienten Geld reiste ich wieder nach *Pacha Mama*, wo ich nun das erste Mal richtig lange bleiben wollte. Ich vergrößerte meine kleine Hütte und richtete sie schön ein. Das war nun mein Zuhause – ein kleines Holzhäuschen mitten im Wald, mit Meeresblick. Was kann man sich besseres wünschen! Ich machte mehrere Gruppen mit, arbeitete viel an mir selbst. Schließlich wurde mir der Job angeboten, mich um die Meditations-Halle und die Meditationen zu kümmern. Ich nahm diese Aufgabe mit Dankbarkeit an und die Botschaft war für mich klar: Ich sollte meinen Fokus noch mehr nach innen richten … und so geht die Reise weiter, immer tiefer. Der einzige Weg raus ist der Weg rein – zu mir.

Manchmal erinnere ich mich daran, wie es war mit der Bulimie zu leben, und es erscheint mir wie ein einziger Albtraum, aus dem ich zum Glück erwacht bin. Was für ein grausames Leben! Und welche Wohltat, frei davon zu sein! Aber ich musste mir viel von dem ansehen, was im Dunkeln versteckt war, und es gab keinen Weg daran vorbei.

Das zwanghafte Essen ist vollständig aus meinem Leben verschwunden und die Beziehung zu meinem Körper hat sich total verändert. Da ist nicht mehr diese Identifikation mit meinem Körper und der daraus folgende Zwang, schlank zu sein und gut aussehen zu müssen. Mein Körper ist meine Erscheinungsform, das Vehikel, in dem sich das, was ich bin, erfährt. Ich pflege ihn, gebe ihm gute Nahrung, genieße es mich schön zu machen, Schmuck und schöne Kleidung zu tragen. Aber das bin nicht ich.

Diese Veränderung in meinem Bewusstsein hat viel in mir bewirkt. Mein Körper konnte sein natürliches Gespür für hungrig und satt sein wieder lernen und sein natürliches Bedürfnis nach Bewegung. Alles reguliert sich ganz von selbst. Ich genieße diese Entspannung und bin manchmal selbst erstaunt, wenn ich beim Essen plötzlich den Punkt erreiche, an dem ich satt bin und einfach nichts mehr will. Es kommt auch vor, dass ich mich nach einer Mahlzeit etwas voll fühle. Und ich weiß, dass es vorübergehen wird, dass ich dem keine Aufmerksamkeit mehr geben muss, und mein Kopf ist frei für anderes. Ich ernähre mich gesund, trinke immer viel klares Wasser, esse viel frisches Obst und Gemüse und versuche denaturierte Nahrungsmittel zu meiden. Ernährung hat viel mit Gewohnheit zu tun, und warum sich nicht gesündere Gewohnheiten antrainieren. Und wenn ich Lust auf Pommes oder Eis habe, dann esse ich auch das. In mir gibt es keine Ernährungsverbote mehr, nur hilfreiche Richtlinien und Erfahrungswerte.

Absurderweise bin ich, seit mich die Bulimie verlassen hat, extrem schlank und stelle fest, dass ich eher zu den Menschen gehöre, die acht geben müssen, nicht zu dünn zu werden. Das Tolle ist, dass ich so viel Energie habe. Ich genieße die Kreativität, die jetzt fließt. Es gibt so viel zu ergründen und zu erfahren in diesem Leben. Was für eine Verschwendung, sich aufs Essen zu reduzieren!

Ich wünsche allen Menschen, die in einem ähnlichen Suchtkreislauf gefangen sind, dass sie den Mut aufbringen, Licht in ihr Leben zu bringen und würde mich freuen, wenn ich dabei behilflich sein könnte.

In Liebe Anila

Inzwischen bin ich fünfzig Jahre alt. Die Bulimie ist seit zwölf Jahren aus meinem Leben verschwunden und nie wieder aufgetaucht. Ich brauche sie nicht mehr. Ich habe gelernt mich auseinanderzusetzen, selbst wenn es unangenehm ist. Das Leben ohne die Sucht ist wesentlich unkomplizierter und ich bin froh, dass ich bei all den Herausforderungen, mit denen ich zu tun habe, frei davon bin. Ich bin stark geworden, habe gelernt die Dinge anders zu betrachten und verdaue alles, was mir begegnet. Darauf bin ich stolz. Es käme mir einfach gar nicht mehr in den Sinn, mich zu erbrechen oder wegzulaufen.

Die Beziehung zur Nahrung und zu meinem Körper hat sich sehr verändert. Ich benutze Essen nicht mehr, um damit etwas zu kompensieren, sondern gebe meinem Körper, was er braucht. Ich gebe gut acht auf mich. Vierundzwanzig Jahre Bulimie haben mir schwer zugesetzt und meine Gesundheit ist nicht die Stabilste. Inzwischen konnte ich viele Schäden in meinem System sanieren, aber es bleiben einfach Spuren zurück, mit denen ich leben und umgehen muss.

Ich habe aus meinem Gang durch die Hölle viel dazugelernt und heute kann ich das mit anderen teilen. Es bereitet mir viel Freude mit Menschen an ihrer Heilung zu arbeiten und es tut mir gut zu sehen, dass ich etwas zu geben habe.

Mein Weg geht weiter, auch meine innere Arbeit. Es gibt

noch vieles zu ergründen, und ich finde das spannend. Ich liebe mein Leben und meine eigene Gesellschaft. Es gibt nichts, das anders sein müsste, und ich komme mir sehr beschenkt vor.

Über die Autorin

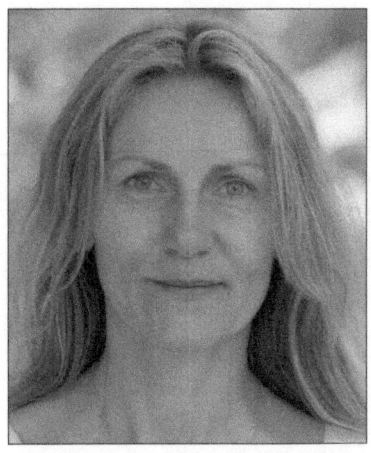

Gyan Anila, Jahrgang 1964, lebt vom 14. - 38. Lebensjahr mit Bulimie. In dieser Zeit schlägt sie sich mit Jobs durchs Leben und versucht immer wieder ihre Sucht loszuwerden. Das gelingt ihr nach vielen Jahren und vielen oft schmerzhaften Erkenntnissen über sich selbst. Ihr Mut und die Suche hinter der Sucht waren stark genug, sie aus dem Kreislauf von Essen und Erbrechen herauszuführen. Seit 2004 lebt sie in einer spirituellen Gemeinschaft in Costa Rica.

Wer der Autorin schreiben will: hallo@gyananila.com

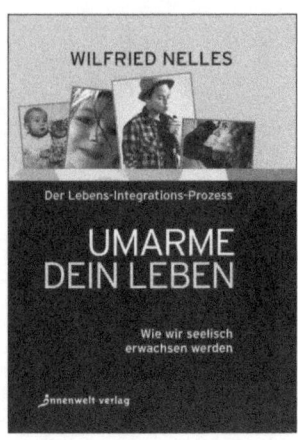

Wilfried Nelles

UMARME DEIN LEBEN
Wie wir seelisch erwachsen
werden

160 S., Hardcover
ISBN 978-3-942502-16-0

. Die ureigene seelische Mitgift erkennen
. Seine Lebensaufgabe zu sich nehmen und ihr zustimmen
. Inhaltliche Neuausrichtung und methodische
  Erweiterung des Familienstellens

Kartar Althoff

KONTEMPLATION
Antworten auf Fragen finden,
die man nicht googeln kann

152 S., Klappenbroschur
ISBN 978-3-642502-32-0

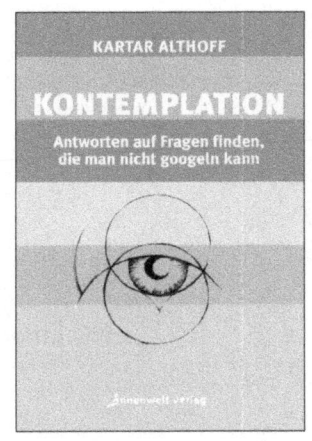

Das Prinzip der Kontemplation ist uralt und zugleich hoch-
aktuell, weil wir täglich von so vielen Informationen und kollek-
tiven Meinungen überflutet werden, dass wir dringend einen
Bezug zu unserer eigenen inneren Wahrheit benötigen, um uns
orientieren zu können. Dabei hilft die Methode von Kartar Althoff.
Sie ist für die Fragen sinnvoll, deren Beantwortung man nicht
anderen überlassen möchte. Oder da, wo wir nicht aus Angst
oder emotionaler Überreaktion falsche Entscheidungen treffen
wollen. Mit ihr finden wir einen konkreten Weg, um der eigenen,
inneren Stimme der Weisheit Raum und Gehör zu verschaffen.

www.innenwelt-verlag.de